인도 아유르베다 & 동의아유르베다

INDIAN AYURVEDA & DONGUIAYURVEDA

오은수

도서출판 지성인

머리말

　5,000년 이상의 역사를 가진 인도 아유르베다(Ayurveda)는 '생활의 지혜, 생활의 과학'이라는 뜻으로 이미 오랜 역사 속에서 인도인들은 아유르베다를 대체의학으로 생활 속에서 접해오고 있다. 현재도 많은 아유르베다 병원에서 40여 종류 이상을 브랜딩 한 약초오일을 이용하여 통증부위에 적용하며, 치유를 유도하는 아유르베다마사지를 하고 있다. 또한 전문적으로 아유르베다마사지를 교육하는 대학교도 국립과 사립 등 여러 곳이 있다.

　인도의 아유르베다마사지를 접하면서 한국인들은 한국의 '한의학과 같은 것으로 한국에서 자생하는 한약재를 얘기하곤 한다. 병증에 맞는 여러 약재를 섞어서 달여 한약으로 복용하는 한의학의 한약과, 인도에서 자생하는 여러 약재를 섞어서 오일로 만든 후 병증에 맞춤하여 몸에 발라서 침투시켜 치유를 하는 인도 아유르베다는 공통분모가 많음을 알 수 있다. 공통분모가 많은 이유로 인하여 많은 사람들은 인도 아유르베다와 한국 한의학의 비슷한 면들을 예로 들면서 이해하기 쉽게 한국의 한의학과 같은 것이라고 표현하는데 사실이 그렇기도 하다.

　아유르베다마사지를 전하면서 인도마사지를 전하는 것이 늘 안타까웠고 한국에 전 세계에서 최고의 손을 가진 테라피스트들이 있다지만, 정작 우리나라 고유의 마사지는 '이것이다'라고 당당히 말할 수 있는 마사지가 없다는 것은 슬픈 현실로 다가온다. 지난 2017년 01월에 인도연수를 다녀오면서 한국적인 아유르베다에 대한 고민을 하게 되었다. 그 계기로 대한민국 미용의 역사 현장인 정화예술대학교에서 인도의 아유르베다 마사지를 기반으로 하여, 한국의 한의학을 접목시키고 동양의학의 기혈관리를 참조로 하여, 한국인들이 좋아할 수 있는 한국 고유의 테크닉으로 한국의 피부관리사들의 손맛을 최대한 살릴 수 있는 프로그램을 구성한 '동의아유르베다'를 시작하게 되었다.

　정리하면, 인도에는 인도 아유르베다가 있고, 한국에는 동의아유르베다가 있다는 것을 인지함에 의미를 두고 있으며, 100세 건강시대에 우리 생활의 모두를 반영하는 자연적인 힐링을 토대로, 몸과 마음의 안정을 찾아가는 지름길이 될 것이라고 믿는다.

 끝으로 '인도 아유르베다 & 동의아유르베다' 책이 나오기까지 여러모로 도움주신 정화예술대학교 한기정 대학발전기획단장님과 허용무 총장님, 도서출판 지성인 엄승진 대표님과 임직원 모든 분께 진심으로 감사 올립니다.

2019년 01월에
저자 오은수

◀목 차▶

Ⅰ. 인도 아유르베다 의미와 역사 / 9
   1. 아유르베다(Ayurveda)의 의미   10
   2. 아유르베다(Ayurveda) 역사   10

Ⅱ. 인도 아유르베다 기본원리 및 특징과 치료 / 13
   1. 아유르베다(Ayurveda)의 기본원리   14
   2. 아유르베다(Ayurveda)의 특징   16
   3. 아유르베다(Ayurveda)의 치료   17

Ⅲ. 인도 아유르베다 체질별 특징과 마사지용 에센셜 오일 선택 / 23
   1. 아유르베다(Ayurveda) 체질별 특징과 마사지용 에센셜 오일 선택   24
   2. 아유르베다(Ayurveda) 심신의 밸런스를 위한 에센셜 오일의 적용   26

Ⅳ. 인도 아유르베다에 기초한 생활리듬과 아로마 이용방법 / 29
   1. 아유르베다(Ayurveda)에 기초한 생활리듬과 아로마 이용방법   30

Ⅴ. 인도 아유르베다 마사지 종류와 챠크라 / 33
   1. 아유르베다(Ayurveda Massage) 마사지 분류와 효과   34
   2. 아비얀가 마사지(Abhyanga Massage)종류와 특징   35
   3. 아유르베다 마사지(Ayurveda Massage) 효과와 주의사항   47
   4. 7 챠크라   48

Ⅵ. 인도 아유르베다 오일 종류와 부위별 적용방법 / 69
   1. 아유르베다(Ayurveda)에서의 오일이란?   70
   2. 아유르베다(Ayurveda) 오일이 가진 의미   70
   3. 얼굴오일의 주요성분과 효능   71
   4. 전신오일의 주요성분과 효능   71

5. 상체오일의 주요성분과 효능 73
6. 하체오일의 주요성분과 효능 73
7. 두피오일의 주요성분과 효능 74
8. 건강증진 오일의 주요성분과 효능 75
9. 아유르베다(Ayurveda) 오일 부위별 적용방법 75

Ⅶ. 인디언 헤드마사지 / 79

1. 인디언 헤드마사지의 장점과 효과 80
2. 인디언 헤드마사지의 전통적인 오일 종류 82
3. 인디언 헤드마사지의 트리트먼트 기본동작과 부적응 증 83
4. 인디언 헤드마사지 관리 전 고객관리 준비와 상담 85
5. 인디언 헤드마사지 테크닉과 관리 후 조언 87

Ⅷ. 동의아유르베다 배경과 체질별 분류 및 특징 / 105

1. 동의아유르베다(DonguiAyurveda) 배경 106
2. 동의아유르베다(DonguiAyurveda) 체질별 분류와 특징 107

Ⅸ. 동의아유르베다 오일 종류와 적용법 / 119

1. 당귀 오일의 효능과 적용방법 120
2. 계피 오일의 효능과 적용방법 121
3. 도라지 오일의 효능과 적용방법 122
4. 하수오 오일의 효능과 적용방법 124
5. 건강(건생강) 오일의 효능과 적용방법 125
6. 구기자 오일의 효능과 적용방법 127
7. 감초 오일의 효능과 적용방법 129
8. 박하 오일의 효능과 적용방법 131
9. 오미자 오일의 효능과 적용방법 132
10. 우슬 오일의 효능과 적용방법 133
11. 천궁 오일의 효능과 적용방법 136
12. 황기 오일의 효능과 적용방법 137
13. 쑥 오일의 효능과 적용방법 138
14. 동의아유르베다 입욕제 141

X. 동의아유르베다에 기초한 생활리듬 / 143
1. 경락 운행순서와 시간, 생리작용과 치료범위   144

XI. 동의아유르베다 마사지 테크닉 / 147
1. 동의아유르베다(DonguiAyurveda) 프로그램 세부설명   148
2. 동의아유르베다(DonguiAyurveda) 마사지 테크닉   150

XII. 한방의 종류와 효능 및 한방차를 이용한 시너지 관리요법 / 185
1. 한방의 종류와 효능   186
2. 한방차를 이용한 시너지 관리요법   194

XIII. 힐링과 명상요가 / 215
1. 힐링과 명상   216
2. 요가의 정의와 장단점 및 효능   222

◉ 참고문헌 / 224

인도 아유르베다 & 동의아유르베다

INDIAN AYURVEDA & DONGUIAYURVEDA

I. 인도 아유르베다 의미와 역사

1. 아유르베다(Ayurveda)의 의미
2. 아유르베다(Ayurveda) 역사

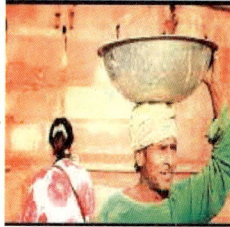 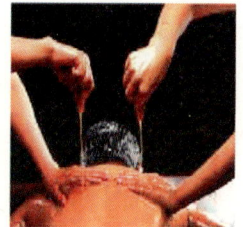

1. 아유르베다(Ayurveda)의 의미

아유르베다(Ayurveda)는 이미 오천년 그 이전부터 알려져 축적되어온 과학으로 고대시대의 사람들이 몇 가지 생활규칙을 관찰해 오면서 시작되었다. 수 천년 전 부터 삶의 과학으로 아유르베다 지식을 확립해 온 것처럼 앞으로도 인류 건강을 위한 토대로 많은 발전이 함께 할 것이다.

아유르베다(Ayurveda)의 'Ayur'는 생활, 'veda는 지혜의 합성어로 '생활의 지혜'라는 의미를 가지고 있다.

'Veda'는 가장 오래된 기록으로 남아있는 지식들 중 하나로 4가지가 있으며 아래 4가지 veda는 약 5,000년의 뿌리를 가진 아주 오래된 건강 케어 시스템 중 하나이다.

1) Rig veda
2) Yajur veda
3) Sama veda
4) Atharva veda

아유르베다는 질병의 치유, 수명의 연장, 건강촉진, 질병예방 등 정신적, 신체적, 감정적(영적)인 모든 불행한 것을 완화시키는 것에 목적을 두고 있다. 다시 말하면 아유르베다의 철학은 질병을 치료하는 것 보다는 건강을 건강함으로 유지하는 것에 더 큰 의미를 두고 있다고 볼 수 있다.

2. 아유르베다(Ayurveda) 역사

아유르베다(Ayurveda)는 인도의학 역사 약 오천년 이상 동안 계승되어 왔으며 수세기를 거쳐 생명과학에 관한 수많은 지식들이 발견됨과 동시에 전문화 되었다. 수많은 질병의 원인과 치유법이 자연 속에서 동시에 존재한다는 것을 알게 되고, 이러한 모두의 결과가 오늘날 심오한 이론체계를 정립할 수 있었던 것이다. 인도에는 인도의 고서(의서)인 아유르베다학 '아그니베샤산히타'와 중국의 중의학인 '황제내경', 한국의 한의학인 '동의보감'은 아유르베다가 '생활의 지혜'라는 의미를 가지는 부분에 있어서 공통분모로 볼 수 있다.

전 세계에서 가장 오래된 의학 중의 하나로 신으로부터 인간에게 전해진 것으로 믿어지는 아유르베다는 인간을 소우주라고 생각하는 자연의 법칙에 기초를 둔다.
　태양, 공기, 물을 나타내는 Tri-Doshas라는 세 가지 힘의 요소에 의해서 움직이는 자연과 같이 Tri-Doshas의 균형이 흐트러지면서 오는 인간의 신체 및 정신의 질병과 고통, 죽음을 막을 수 있게 한다. 자연에서 발생하는 모두에 대하여 잘 이해하면 아유르베다를 쉽게 이해하고 배울 수 있다. 이러한 이유가 아유르베다가 어느 특정부분(특정 연구실)에 제한되지 않고 인도인 모든 가정에 다양한 방면으로 일상생활에 영향을 줄 수 있었던 것이다.
　아유르베다는 의식의 분리로부터 벗어나 순수한 의식의 상태가 되는 것을 목표로 한다. 또한 아유르베다는 의학 시스템이 대안이 아니며, 생명의 완전한 과학이라고 불리는 Veda(지혜)이다.
　아유르베다의 원칙은 수세기 동안 인도의 학자와 현자들의 우주로부터의 경험과 유추, 추론에 의해서 발전되어 왔으며, 이는 곧 현대 의학생활과 헬스 케어 시스템에 똑같이 적용되어지고 있다.

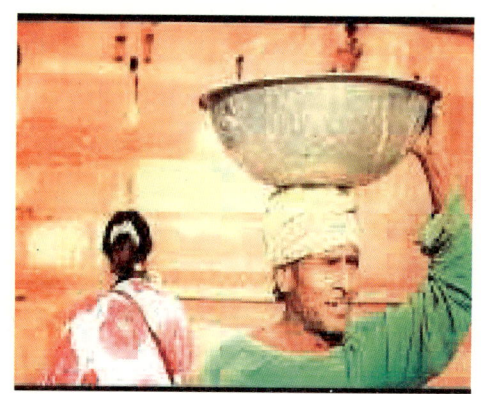 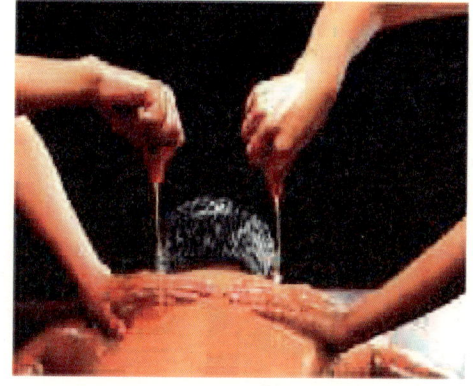

Ⅰ. 인도 아유르베다 의미와 역사

인도 아유르베다
&
동의아유르베다
INDIAN AYURVEDA & DONGUI AYURVEDA

Ⅱ. 인도 아유르베다 기본원리 및 특징과 치료

1. 아유르베다(Ayurveda)의 기본원리
2. 아유르베다(Ayurveda)의 특징
3. 아유르베다(Ayurveda)의 치료

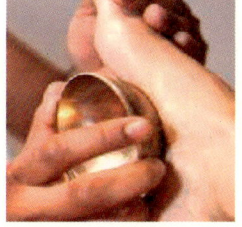 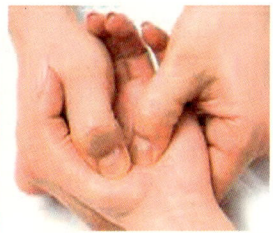

1. 아유르베다(Ayurveda)의 기본원리

아유르베다의 기본원리는 적응 획득의 결과로 인도에서는 챠크라(chakra)기관(몸 전체의 호르몬 분비 조절)을 말하며 각 챠크라 기관은 내분비기관과 일치한다.

1) Charaka학자가 말하는 'Ayu'(Life) 네 가지 차원

(1) Hitayu: 삶을 이롭게 실천하는 모두를 말하며 Well-Bing 자체를 의미한다.
(2) Ahitayu: 개인과 사회에 대한 위험요소를 말한다.
(3) Sukhayu: 삶을 건강하고 행복하게 하는 것
(4) Dukhayu: 삶을 불행하게 하는 것

2) 아유르베다 건강법

아유르베다 건강법은 연구 자료에 근거를 둔 것이 아니라 인도인과 종교적 성찰과 명상을 통하여 절대전능의 우주의식을 체험했던 성취자(Rishis)들의 지혜를 바탕에 두고 있으며, 아유르베다는 8가지의 의학과 연관되어진다.

아유르베다의 8가지 분류를 보면,

(1) Kaya Shikitsa: 내과
(2) Shalya Tantra: 외과수술
(3) Shalakya Tantra: 안과
(4) Kaumara Bhritya: 소아과
(5) Agada Tantra: 독성학
(6) Bhuta Vidya: 정신과
(7) Rasayana: 회춘, 노화방지
(8) Vajikarana: 산부인과, 비뇨기과

3) 아유르베다의 이해를 돕기 위해 아유르베다 8가지 분류를 재분류

아유르베다의 이해를 돕기 위해 아유르베다 8가지 분류를 재분류 하면,

(1) Maulika Siddhanta(아유르베다의 기본원칙)
   아유르베다의 고대 기본원칙을 자세히 담고 있다.
(2) Sharira Rachana(인간 해부학)

아유르베다의 고대 내용과 현대의학의 내용을 담은 인간 몸의 해부학을 주로 다룬다.

(3) Sharira Kriya(정신과 육체의 생리학)

아유르베다의 관점에서 정신과 육체의 생리학을 주제로 다양한 관점에서 다룬다.

(4) Dravyaguna(생약학과 약리학)

생약학과 약리학으로 약에 쓰이는 다양한 약초의 식별에 관해 다룬다.

(5) Rasashastra & Bhaishjya Kalpana(금속-미네랄 약리학,조제학,연금술)

약초로 만들어진 약들과 같이 수은, 금속, 미네랄을 주제로 미네랄 물질을 해독, 소각하여 약으로 안전하게 쓰일 수 있도록 하는 것을 다룬다.

(6) Bhaishajya Kalpana(약초 조제학)

약초 조제학으로 가공되지 않은 약을 소화 가능한 형태로 만들어 개개인의 체질과 질병의 악화 정도에 따라 그에 맞게 조제하는 것을 다룬다.

(7) Roga Nidans and Vikriti(진단과 병리학)

진단과 병리학으로 각기 다른 질병들의 원인과 병의를 파악하는 것을 다룬다.

(8) Swastha Vritta(위생, 예방과 사회의학)

위생, 예방, 사회의학을 다룬다.

위생에 있어서는 일상생활에서의 위생과 식단, 일일 식이요법, 계절별 식이요법 등을 다루며, 예방적 측면에서는 요가, Pranayama, 자연요법을 포함한다.

(9) Manasa Roga(정신의학)

정신의학으로 정신장애의 원인과 증상 및 대처법을 다룬다.

(10) Prasuti Tantra and Stri Roga(산부인과)

산부인과 관련으로 여성의 건강, 임신, 출산과 분만 전 상태, 출산 후 모유 수유, 여성의 월경 장애, 불임에 관한 것을 다룬다.

(11) PanchaKarma(정화요법)

정화요법으로 몸의 해독에 대한 Pancha Karma라고 불리는 5가지 질병에 대한 대응과 원기회복에 관한 것을 다룬다.

2. 아유르베다(Ayurveda)의 특징

아유르베다는 각 챠크라에 약재나 좋은 향기를 주어 에너지 힘을 가져다주고 인체 내 독소배출을 해준다. 체내 독소는 체질에 맞지 않는 음식을 섭취하거나 먹는 음식의 비율이 맞지 않을 때, 스트레스 전, 후에 음식을 섭취했을 때나 아침에 음식을 많이 먹게 되면 체지방이 많이 생긴다. 아유르베다 마사지는 특히 체형관리와 릴랙스 관리 모두를 포함하며 만성피로 시에 좋다. 건강관리에는 항상 체질이 함께하기 때문에 관리 전에 진단을 하는 것이 가장 중요하다. 체질과 먹는 음식에 따라서 많은 것이 달라진다는 것을 기억하자.

고대 인도의사들은 차라카(Charaka), 아쉬탕가(Ashtanga), 흐리다야(Hridaya), 수쉬루타(Sushruta)등의 저서를 통해서 마사지를 배웠으며, 이를 매우 중요한 치료 수단으로 사용해 왔다. 인도에서는 B,C 2,500년경에 산스크리트어로 쓰여진 마사지 테크닉 교재, 즉 '아유르베다'를 사용하고 있으며, 이 교재는 인체기능의 완벽한 균형을 유지하기 위한 기술을 다루고 있다.

아유르베다 마사지는 체내의 불균형한 도샤의 균형을 맞추어주고 기본적으로 림프의 흐름에 도움 주는 것을 목적으로 하고 있으며, 이를 위해 마사지의 기본 동작 다섯 가지와 다양한 응용동작을 사용한다. 우리 몸 전신에 두루 존재하고 있는 마르마(Marma)를 자극하기도 하지만, 대체적으로 커다란 동작의 흐름을 중요시하며, 허브오일의 효능 전달을 목표로 삼기 때문에 피부와 근육조직에 심한 압력을 가하지 않도록 한다.

아유르베다 마사지의 최대 효과는 신체의 정신적, 육체적 이완과 비만(Obesity), 회춘(Rejuvenation)에 도움을 준다는 것이다.

건강을 유지하고 바타-피타-카파의 세 가지 체질이 서로 균형을 유지하는 방법으로 아유르베다 마사지에서는 여러 가지 오일을 사용하는 마사지의 방법을 권유하고 있다. 마사지 형태와 오일의 종류는 각 개인의 신체별 타입 또는 그날의 몸 상태에 따라 마사지 형태와 오일을 선정하는 것이 좋다. 대부분의 아유르베다 마사지는 아유르베다 전문베드에서 마사지가 이루어지지만 골절 및 탈골 문제의 해결과 강한 근육이완 등을 목표로 하는 마르마 마사지(Marma Massage)를 할 경우에는 바닥에 매트를 깔고 손과 발 모두를 사용하여 마사지를 시행하기도 한다.

■ 마르마(Marma)란?

　마르마(Marma)란 단어는 힌두 경전인 '아타르바베다'에 기록되어 있는데 베다시대에 군사적 목적으로 찾아낸 인체의 급소(Vital Area)이며, 후에 의료 목적으로 사용되었다. 마르마에 관한 학문은 외상으로부터 고통 받는 고객들을 치료하고 죽지 않도록 하기 위하여 베다 시대의 내과 의사와 외과 의사들에 의해 발전되었다. 수쉬루타는 신체위치, 크기, 충격, 효과 등에 따라 마르마를 모두 107개로 분류하였다.

3. 아유르베다(Ayurveda)의 치료

1) Kaya Chikitsa

　Kaya Chikitsa는 아유르베다의 주요 분야 중 하나로 신체의 모든 질병 치료법에 대해 다루며 주목적은 육체적, 정신적 건강을 최고의 상태로 유지 하는 것이다. 아유르베다의 치유방법으로 아래 2가지를 볼 수 있다.

(1) Shamana(임시치료)

　경증인 질병을 진정 또는 가라앉히는 방법으로 치유하는 것을 말하며 남녀노소, 임산부, 허약체질의 어린이환자 등 모두에게 적용 가능하다. 안전한 치료방법이지만 Dosha의 질병을 완전히 제거하지는 못한다.

(2) Shodhana(정화치료)

　질병에 걸린 몸을 치유하는 강력하고 적극적인 치유법으로 악화된 Dosha에 더욱 효과적이다. Shodhana는 Dosha-Dhata-Mala의 불균형을 완전히 없애고 건강을 되찾게 한다. Dosha를 완화시키고 흐름을 정화시키고 몸을 강화시키는 것과 같은 많은 관련된 과정들이 Shodhana치유법 이전에 이루어진다.

　더 악화된 Dosha-Mala는 가능한 가장 빠른 방식으로 제거될 수 있으며 즉각적인 완화의 질병 재발을 방지한다. Panchakarma는 심각한 질병자이나 임산부, 노약자의 경우는 아주 필요한 순간이 아니면 Shodhana치료를 적용하지 않는다.

　Panchakarma는 해독과 정화의 절차과정을 갖는 치유법으로 이것은 Shodhana치료법에서 사용된다.

2) Shalaya Tantra 아유르베다의 수술

아유르베다 수술법은 Shalya Tantra로 알려져 있다.

Shalya는 몸의 부분이고 육체와 정신에 질병을 일으키는 이물질이다. 예를 들면, 활, 이물질, 고름, 잘못 위치된 태아, 요로결석 등 Shalya Tantra의 정확한 의미는 인간의 몸에서 문제의 요소들을 제거하는 것으로 Shalya는 고통과 염증유발 요소 혹은 원인을 의미하며, Tantra는 요소가 제거되는 과학적인 기술을 의미한다.

Shalya Tantra는 외과적인 질병과 기본적인 증상, 여러 가지 진단, 치유법, 초기증상과 합병중 등을 시술해 주며 머리와 눈, 코, 입, 귀, 목구멍에 대해서도 다룬다.

3) Shalakya Tantra

아유르베다의 안과, 이비인후과, 구강(치과, 머리와 목 질병)의 치료를 말하며 빗장뼈(쇄골) 윗부분에서 발생하는 질병에 대한 치료법에 대해서 모두 다룬다.

4) Kaumarbhritya / Bala Roga 소아과

아유르베다 8가지 분류 중 하나로 소아과 문제를 다룬다.(신생아부터 청소년기까지) 아유르베다에서는 '신생아 시기의 케어는 인생 절반의 케어이다'라고 한다. Kaumarbhritra Tantra는 아이들의 선천적, 영양적, 전염성적인 질병의 기원을 서술하며 아이들의 행동이나 움직임을 통해서 통증과 고통을 확인하는 기술은 Kaumarbhrita Tantra의 전문분야이다.

Kaumarbhrita Tantra는 다양한 산부인과에 관한 주제를 다루기도 한다. 산모의 육체적, 정신적인 건강상태를 식별하고 순조로운 출산을 위한 방법과 불임의 원인, 산전과 산후에 관한 모든 분야를 다룬다.

5) Agada Tantra 아유르베다의 독성학

다양한 독에 관련된 사건, 증상, 유독의 단계, 예후, 치료법에 대해 다룬다. 신장기관의 기능을 잃게 만든다는 의미에서 독은 'Gada'라고 불리며 'Visha'라고도 불린다.(독이 극심한 우울증을 유발시킨다는 의미에서 나온것이다) 'Agada'는 독의 해독제이다.

Agada Tantra는 각종 동물이나 식물, 금속광물, 인동독, 급성맹독, 서서히 축적되는 독, 어떤 상황에서 무언가와 섞여 독을 만들어 내는 기형 등 독에 관련된 모두를 말한다. Agada Tantra는 특히 '약이라고 불리지만 잘못 복용하거나 과다 복용되면 독이 될 수 있는 물질에 대해서도 다룬다. 또한 공기, 물, 음식에서 생길 수 있는 다양한 독의 효과에 대해서 다루기도 한다. 더렵혀진 공기, 오염된 물이나 토양, 오래되거나 오염된 음식은 인간의 몸에 독을 발생시키는 원인이 될 수 있으며 유행성 병으로 발전되어 인간에게 치명적인 피해를 줄 수 도 있다.

　　Agada Tantra는 정확하며 예방을 목적으로 하는 방법으로 중독된 토양, 물, 공기, 그리고 옷이나 침대, 화장품 등 개인적인 물품에서 생길 수 있는 독을 예방하는 방법을 다룬다. 뱀이나 전갈 광견병에 걸린 개에게 물려 중독 되었을 때의 Agada Tantra의 적절한 치료법과 해독법이 묘사되어 있다. 의식 없는 환자에게 비경구약의 투입시스템 같은 것들도 응급사건에 쓰일 수 있도록 되어 있다.

6) Bhuta Vidya 아유르베다의 정신의학

　　정신의 불균형으로 인한 정신적 장애 치료법에 대해 다룬다.

　　원인을 알 수 없는 병과 전염성이 있는 병들도 다루어진다.

　　정신적인 장애는 외재적, 내재적 모두를 원인발생 -Bhuta Vidya는 원인과 결과 이론의 관점에서 보았을 때 물리적인 설명이나 증거를 찾을 수 없는 모든 문제-들을 다룬다. 과학적으로 설명할 수 없는 미신적이거나 초자연적이고 마녀나 혹 마법 따위에 의해 발생한다고 생각되는 질병들이 Bhute Vidya아래에서 연구되어졌다.

　　Bhuta Vidya가 심리학, 정신의학, 설명할 수 없는 병리학에서 오는 질병의 초석을 다졌다고 볼 수 있다.

7) Rasayana Tantra 회춘요법

　　Rasayana Chikitsa는 회춘요법이다.

　　Ashtanga 아유르베다의 한 분야로 수명연장과 건강한 삶을 사는 것을 목표로 한다. 아유르베다의 철학은 질병을 치료하는 것 보다는 건강 자체를 단단히 하는 것을 목표로 한다.

　　Rasayana는 이것을 얻기 위한 한 단계 더 적극적인 한걸음이라고 볼 수 있다.

　　Rasayana는 원래 손상을 일으키는 태만함, 혹은 자연적인 노화를 이끌어 내는 신체에 신체적, 정신적, 영적인 도움을 주는 것이다.

　　Rasayana는 노화의 과정을 늦춘다. Rasadi Dhatu를 제공함으로써 Rasayana는 인간의 젊음을 유지하게 하고 생명을 연장시키며 육체적 힘과 에너지뿐만 아니라 정신적인 능력도 촉진 시킨다.

　　약초, 미네랄, Herbo미네랄 합성물, 젊음을 회복하는 활동을 가지는 생물학적 재료들을 Rasayana Drugs라고 불린다. 이는 미량 영양소와 건강, 면역력 활기, 기력증진 및 신진대사를 활발하게 한다.

수명연장과 함께 질병과 스트레스로부터 보호하는 능력을 제공한다.

Rasayana는 영양식의 활용, 흡수, 동화를 발전시키고 신체의 나쁜 것을 배설하도록 해준다. 질병 치료를 위한 약들도 Rasayana치료법에 속한다. 차이점은 복용, 복용방법, 소화하는 타이밍, 기간과 주기들이 Rasayana의 목적과는 다르다.

8) Vajikarana 생식 & 성욕추진

Vajikarana Chikitsa는 모든 신체적, 정신적인 성적인 문제를 다룬다.

남성의 무기력, 발기부전, 조루와 여성의 불임, 불감증 같은 것들이다.

이 분야에서는 인간의 성과 관련된 정신적인 장애에 대해 다루기도 한다.

Vajikarana Tantra(성욕촉진의학)은 정상적이고 건강한 성과 Shukra Dhatr(정액)에 대한 팁을 제공하며 이것은 생산적이고 만족스러운 성 생활을 위해서 필수적이다. 이 아유르베다의 특별한 분야는 의지력을 증진 시키고 Shukra Dhaut를 강화시키는 것을 강조한다. Vajikarana의 주목적은 건강한 자손을 출산하여 건강한 사람들이 살아가는 세상을 만드는 것이다.

■ 아유르베다 마사지 오일

인도 아유르베다 의사들은 마사지로부터 최대의 효과를 얻기 위해서는 오일을 사용할 것을 권장한다. 재료에 불을 가하면 그 본래의 유효한 성분이 변하기 때문에 냉동 압착해서 얻은 오일을 사용하는 것이 효과적이다.

▶ 일반적 오일

머스타드 오일, 올리브 오일, 아몬드 오일, 코리안더 오일, 호박씨 오일, 버터밀크, 피마자 오일, 해바라기 오일, 코코넛 오일 등

▶ 아유르베다 오일

헤드 마사지용 오일 :
  아사나빌와디, 브링가말라카디, 트리팔라디, 탄다나디, 두르바드, 브라흐미 등
피부질환용 오일 :
  크샤라타일람, 간다카타일람, 간다타일람

골절, 탈구, 부종용 오일 :
 간다타일람, 자트야디, 단완타람타일람
중풍, 소아마비, 류머티스 통증, 격렬한 통풍용 오일 :
 크시라바타일람, 나라야나타일람, 핀다타일람, 사하차라디 등
젊음을 유지하기 위한 오일 :
 크쉬라발라, 발라글루치야디, 카르파사스티야디 등

인도 아유르베다
&
동의아유르베다
INDIAN AYURVEDA & DONGUIAYURVEDA

Ⅲ. 인도 아유르베다 체질별 특징과 마사지용 에센셜 오일 선택

1. 아유르베다(Ayurveda) 체질별 특징과 마사지용 에센셜 오일 선택
2. 아유르베다(Ayurveda) 심신의 밸런스를 위한 에센셜 오일의 적용

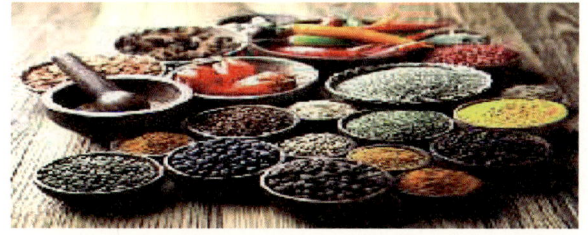

1. 아유르베다(Ayurveda) 체질별 특징과 마사지용 에센셜 오일 선택

인도는 기본적인 요소(바람, 불, 물의 요소)가 많고 적음으로 체질을 구분한다.

1) 아유르베다(Ayurveda) 체질별 특징과 마사지용 에센셜 오일 선택

Tri Dosha - VATA, PITTA, KAPHA

(1) 바타 VATA: 바람의 요소(공기+공간)

① 마음의 특징

바타 체질의 장점으로는 항상 쾌활하고 민첩함이 있으며 적응력이 높고 빠른 이해력과 상상력이 풍부하다. 단점은 불안요소를 많이 가지고 있으며 기분변동이 심하고 긴장을 잘하고 충동적이며 성격이 급하다. 고객이 바타 체질일 경우에는 항상 몸 전체를 따뜻하게 해주고 리드미컬한 관리터치가 좋다.

② 신체의 특징

신속하고 활발하며 상처회복력이 빠르고 변비가 있는 경우에는 아주 심하며 추위를 잘 탄다. 복부팽만감이 있으며 불면증이 심하고 피부 건조함과 부분적인 몸의 통증호소가 잦다.

③ 에센셜오일

쎄사미오일 ⇒ 가온성 ⇒ 효과 뛰어남

네롤리 오일 좋다. 로즈우드(공포)

④ 바타 체질은 특정한 호흡법으로 자신의 몸을 일정하게 유지하는 것이 좋으며 호흡법으로는 쉰 목소리를 내며 호흡하는 '우자이호흡법'이 좋다.

(2) 피타 PITTA: 불의 요소(불+물)

① 마음의 특징

피타 체질의 장점으로는 정열적이고 지적이며 리더십이 강하고 용감하고 도전정신(진취적임)이 있다. 단점은 화를 잘 내며 비판적이고 때로 파괴적인 성격을 나타내며 거만하고 안절부절 못한다. 완벽주의이다.

고객이 피타체질일 경우는 관리터치를 처음부터 끝까지 일정하게 해 주어야 하며, 차가운 성질의 것으로 관리하는 것이 좋다.

② 신체의 특징

코어식 쾌변과 유연한 몸, 윤기 있는 피부로 문제가 있으면 피부에 먼저 생긴다. 심장 쪽에 무리 올 수 있으며 작열감과 피로 시에 눈 충혈현상, 설사한다. 특정 부위에 대한 칼라 꿈 잘 꾼다.

③ 에센셜오일

관리 시 냉성오일 사용(올리브 오일), 버가못, 그레이푸룻 오일 좋다. 달맞이 꽃 유

④ 피타체질의 호흡법은 혀를 둥글게 말아서 숨을 들이마시고 천천히 코로 내쉬는 '시터리 호흡법'이 좋다.

(3) 카파 KAPHA: 물의 요소(물+흙)

① 마음의 특징

카파 체질의 장점으로는 자애심이 있고 헌신적이며 마음이 항상 안정되어 있으며 끈기 있고 착실하다. 단점은 과거집착 형으로 보수적이고 둔감 하며 일을 엉성하게 한다. 때로 화병이 생기며 쉽게 울적해지기 쉽다.

고객이 카파체질일 경우 관리 시 강한 터치가 좋다.

② 신체의 특징

확실한 오일과 향을 사용해야 하며 식물성 오일은 무엇을 사용하든 크게 구애받지 않는다.

③ 에센셜오일

유카리, 로즈마리, 멜리샤(레몬밤), 레몬글라스 좋다.

안절부절 할 시에는 '프랑킨센스'오일을 티슈에 묻혀서 흡입하면 좋다.

④ 카파체질의 호흡법은 우측 코로 숨 들이마시고 좌측 코로 내쉬는 '우비공 호흡법'이 좋다. 우비공 호흡법을 1일 20분하면 비만에도 효과가 있다.

> 각 체질에 맞는 호흡법을 하고 난 후 가라앉는 느낌이 들면 자신에게 잘 맞는 체질이다.
> 테라피스트 간에는 바타와 카파 체질이 잘 맞는다.

> 아유르베다 마사지 = 바타 체질이 잘 맞는다.
> 림프아로마 마사지 = 피타 체질이 잘 맞는다.
> 경락, 근육, 타이마사지 = 카파 체질이 잘 맞는다.

2. 아유르베다(Ayurveda) 심신의 밸런스를 위한 에센셜 오일의 적용

1) 아유르베다(Ayurveda) 심신의 밸런스를 위한 에센셜 오일의 적용

(1) VATA체질

감정상태	에센셜 오일
공포	로즈우드
걱정	일랑일랑
산만함	카모마일
집중력 결여	레몬
불면	로즈

(2) PITTA체질

감정상태	에센셜 오일
노여움	로즈
완고	라벤다
고집스러움	쟈스민
육체적, 정신적 고통	제라늄
삐딱한 성격	제라늄
욕구불만	카모마일
안절부절	프랑킨센스

(3) KAPHA체질

감정상태	에센셜 오일
억압	오렌지
무관심	라벤다
탐욕	로즈마리

집착	페파민트
자신을 싫어함	일랑일랑
반함	그레이푸룻
슬픔	네롤리

Ⅲ. 인도 아유르베다 체질별 특징과 마사지용 에센셜 오일 선택

인도 아유르베다 & 동의아유르베다

INDIAN AYURVEDA & DONGUI AYURVEDA

Ⅳ. 인도 아유르베다에 기초한 생활리듬과 아로마 이용방법

1. 아유르베다(Ayurveda)에 기초한 생활리듬과 아로마 이용방법

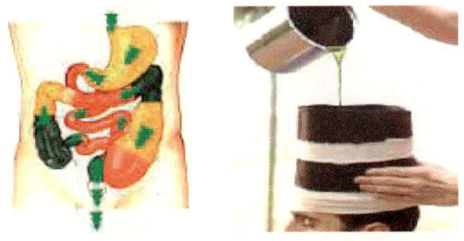

1. 아유르베다(Ayurveda)에 기초한 생활리듬과 아로마 이용방법

1) 아유르베다(Ayurveda)에 기초한 생활리듬과 아로마 이용방법

- 시간에 따라 우주에 미치는 요소 다르기 때문 몸의 변화차이 느낀다.
- 4시간 간격의 변화 방법
- 교감신경 우세, 활성화, 혈압상승: 오전 10시
- 에너지 소비, 바타, 피타 증대: 오후 2시
- 에너지 축적, 카파 증대: 오후 10시
- 부교감 신경 우세, 진정, 혈압하강: 오전 2시

(1) VATA체질

해당시간	작용	에센셜 오일사용	비고
AM2시~일출	기상, 움직임, 소변, 대변 배설	로즈우드 일랑일랑	
PM2시~일몰	활동적, 가벼움, 부드러움	카모마일 레몬 로즈	

(2) PITTA체질

해당시간	작용	에센셜 오일사용	비고
AM10시~PM2시	메인식사, 대사 활발 구상을 함, 계획 세움 공복감 증가 더운 느낌 에너지 왕성	펜넬 그레이푸룻	

해당시간	작용	에센셜 오일사용	비고
PM10시~AM2시	숙면, 대사 활발, 꿈 무의식적 행동 영양분 흡수, 에너지저장 아그니가 가장 강한 시간	쟈스민 라벤다 네롤리	

(3) KAPHA체질

해당시간	작용	에센셜 오일사용	비고
일출~AM10시	에너지 교류 하루 시작의 준비 배설→습관 워밍업 가벼운 아침식사 활기, 신선함, 약간의 무거움	쥬니퍼 로즈마리	
일몰~PM10시	동화작용 페이스다운 잠잘 준비 하루의 반성 나태감과 약간의 무력함 서늘해짐	프랑킨센스 로즈우드	

Ⅳ. 인도 아유르베다에 기초한 생활리듬과 아로마 이용방법

인도 아유르베다 & 동의아유르베다

INDIAN AYURVEDA & DONGUIAYURVEDA

V. 인도 아유르베다 마사지 종류와 차크라

1. 아유르베다 마사지(Ayurveda Massage) 분류와 효과
2. 아비얀가 마사지(Abhyanga Massage)종류와 특징
3. 아유르베다 마사지 효과와 주의사항
4. 7 챠크라

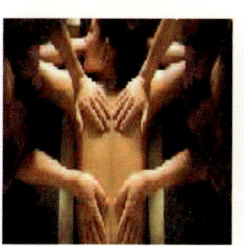 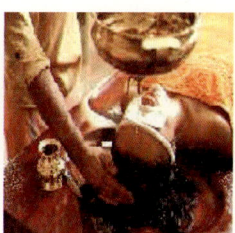 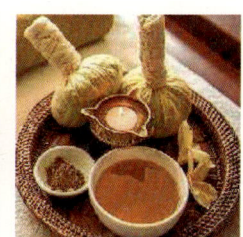

1. 아유르베다(Ayurveda) 마사지 분류와 효과

분류	특징
Deha Mardanam Athletic Massage (대하 마르다나)	상당히 강한 마사지로 스포츠 마사지와 흡사하다.
Samvahanam Medical Massage (삼비하나)	증상별로 하는 마사지 비만, 통증, 피로, 불면증 개선 혈액순환 촉진 근육발달 촉진 일정한 근육량 유지 기분 좋아지는 마사지

특징	통로의 소통 좋게 한다. 노화지연, 장수, 피로회복, 피부정화
종류	①Anulepna(아누레파) 　특별한 테크닉 없이 오일로(쎄사미) 문지른다. ②Gharshanam(가르샤나) 　몸에 염증 있는 사람→헝겊으로 마사지 ③Udgharshanam(우드가르샤나) 　마사지를 헝겊으로 하는데 더 강하게 마찰함. ④Utsadanam(우트샤다나) 　팔면으로 워밍 하듯이 관리 ⑤Udvartanam(우드바르타나) 　약초 파우다를 뿌려서 마사지 함. ⑥Pindasveda(핀다스베다) 　곡물, 약초, 레몬 등을 천(광목)에 넣어서 관리함.

2. 아비얀가 마사지(Abhyanga Massage)종류와 특징

■ 아비얀가 마사지(Abhyanga Massage)

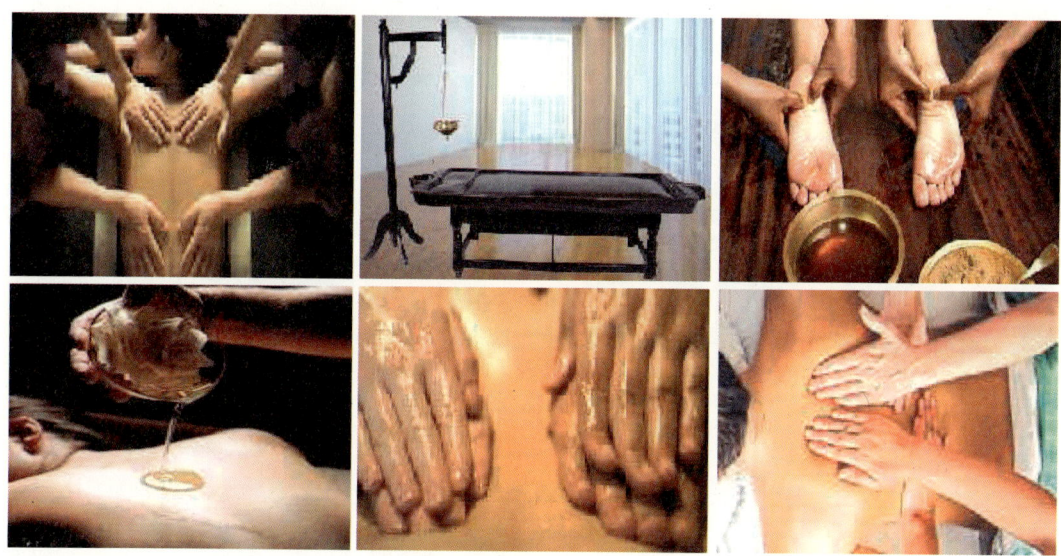

　체질에 맞는 따뜻한 약초오일을 선택하여 전신에 부드럽게 밀착하여 마사지 하는 방식으로 오일을 통해 체내독소를 체외로 배출하는 작용에 큰 도움을 준다.

　따뜻한 약초오일로 전신이완과 릴렉스를 유도하고 체내독소 배출을 원활히 해 줌으로써 피부를 유연하게 해주고 순환을 촉진시켜 노화방지 및 노화지연을 시켜주는 회춘테라피이다.

　아유르베다 테라피 중 가장 대표적인 노화 전문 테라피로 머리에서 발끝까지 약초오일을 사용하여 1~2명의 테라피스트가 마사지 하는 치유마사지로 아비얀가는 마치 삐걱거리는 문에 기름을 치듯이 우리의 관절이나 이와 연결된 조직에 반복적으로 윤활제를 공급하는 것으로 활기 넘치는 에너지와 함께 우리 몸이 움직일 수 있도록 도와주는 역할을 한다.

　아비얀가는 우리 몸을 부드럽게 해줄 뿐 아니라 피부의 부드러움과 아름다움을 유지시켜주며 에너지 흐름의 통로를 열어준다. 또한 다양한 압과 오일을 사용한 전신마사지 테크닉이 많이 존재하는데 비쉐시는 스트레스를 줄이고 신체의 온 몸에 에너지를 채우기 위해 고안된 아비얀가 테라피로 더 깊고 전체적으로 강하게 사용된다.

　피지칠리는 2명의 테라피스트가 따뜻한 약용 오일에 린넨 천을 담구어 오일을 짜 주면서 부드럽고 리드미컬한 바익으로 허브 오일을 몸 전체에 부어주고 몸과 몸의 에너지 중심에 활기와 균형을 주는 테라피이다.

피치마르마는 피지칠리가 더욱 집중된 형태로 우리 몸에서 특별한 힐링이 필요한 부분에 적용하는 트리트먼트 중 하나이다. 깊은 곳까지 이완해 주는 테라피는 우리 몸과 마음을 굉장히 맑게 해 줄 것이며, 이중에는 헤르마사지와 같은 특정 부분을 위한 마사지도 있고 손을 이용하여 마사지를 하는 것도 있다.

■ 메조테라피(Meso Therapy)

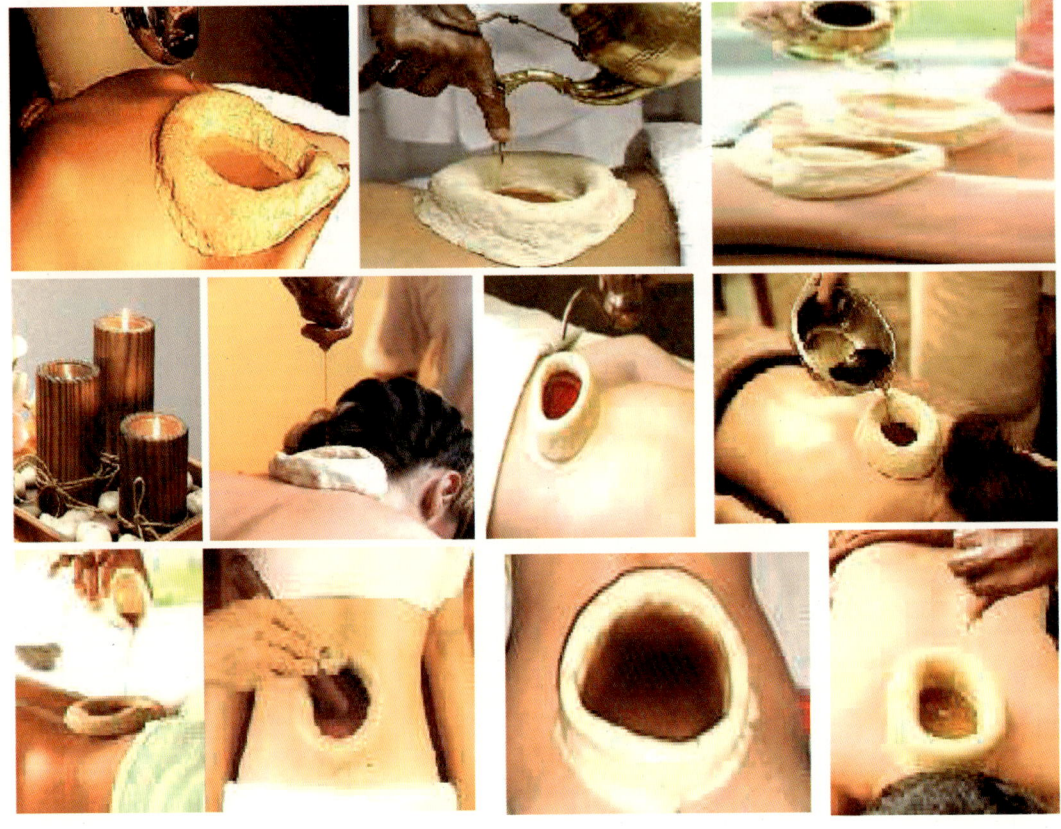

밀가루 반죽을 이용하여 링을 만들어 고객의 체질에 맞는 약초오일을 따뜻하게 데워서 일정시간 고인 상태에서 지속적인 온도유지를 함으로써 효과를 보는 테라피이다.

■ 시로다라(Shirodhara)

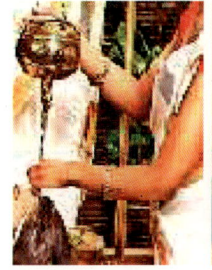
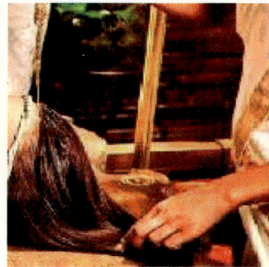
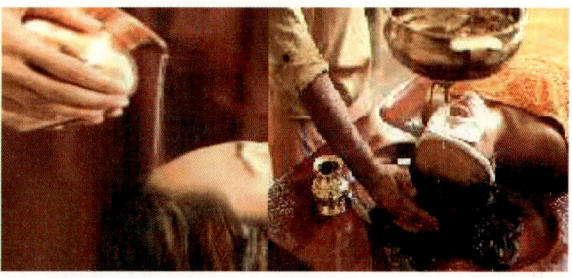

　지속적인 스트레스로 인한 만성 불면증, 두통, 편두통에 추천할 수 있는 관리로 정신적 스트레스 회복에 좋다. 심리적 불안정과 그로인한 집중력 저하로 청소년들의 학습장애 관리, 탈모의 근본적인 주원인인 스트레스로부터 탈피하여 중추신경계 안정으로 탈모예방과 발모촉진을 시켜주는 테라피이다.

　따뜻한 오일을 이마와 머리에 계속 떨어뜨려 스트레스를 줄이고 내면의 감각을 일깨워 주는 테라피로 수면, 정서적 각성의 많은 기제에 관여하고 있는 신경전달 물질인 세로토닌 분비에 관여하여 긴장을 풀어주어 몸의 이완을 유도하고 머리와 목, 어깨 부분의 불편함을 해소 시켜주는 기능을 하게 된다.

　테크닉은 즐거움과 내적균형, 정신의 맑음과 밝은 안색을 찾아주고 숙면에 많은 도움을 주어 힘을 회복케 함으로서 원기를 회복할 수 있게 해 준다.

　시로다라의 경우 모든 테라피의 마지막 단계에 진행되는 테라피로 전통적으로 딥클렌징이나 디톡스테라피 후에 적용한다. 테라피가 진행되는 동안도 스팀이나 허브 랩 또는 마사지가 이루어져서는 안 되며 어떤 터치도 이루어지지 않아야 충분히 릴렉스 할 수 있다. 5분간의 시로다라 테라피의 경우 릴렉스 트리트먼트나 전신 트리트먼트 후에 적용할 수 있으며, 이후 30분간의 부드러운 마사지가 이어지게 된다. 시로다라는 오일을 이마위에 붓는(떨어뜨리는)요법이며, 사르반가다라(Sarvanga Dhara)는 이마를 제외한 전신에 오일을 붓는 요법이다. 이러한 모든 다라는 스네하 다라로 통칭된다.

　이마에 적용하는 시로다라를 시술하기 위해서는 드로니 외에 오일을 떨어뜨릴 수 있는 포트와 스탠드가 필요하다. 오일의 흐름을 유지하기 위한 면 심지와 이를 묶기 위한 코코넛 껍질 등도 함께 사용된다. 고객의 눈으로 오일이 흘러 들어가는 것을 막기 위해서 바르티(Vartti)라는 헤어밴드를 귀 부분까지 두른 뒤 머리를 적절히 받치기 위한 준비가 된 드로니에 등을 대고 눕도록 한다. 포트의 심지는 고객의 이마 중앙에 위치시킨다.

Ⅴ. 인도 아유르베다 마사지 종류와 차크라

핀다테라피(Pinda Therapy)

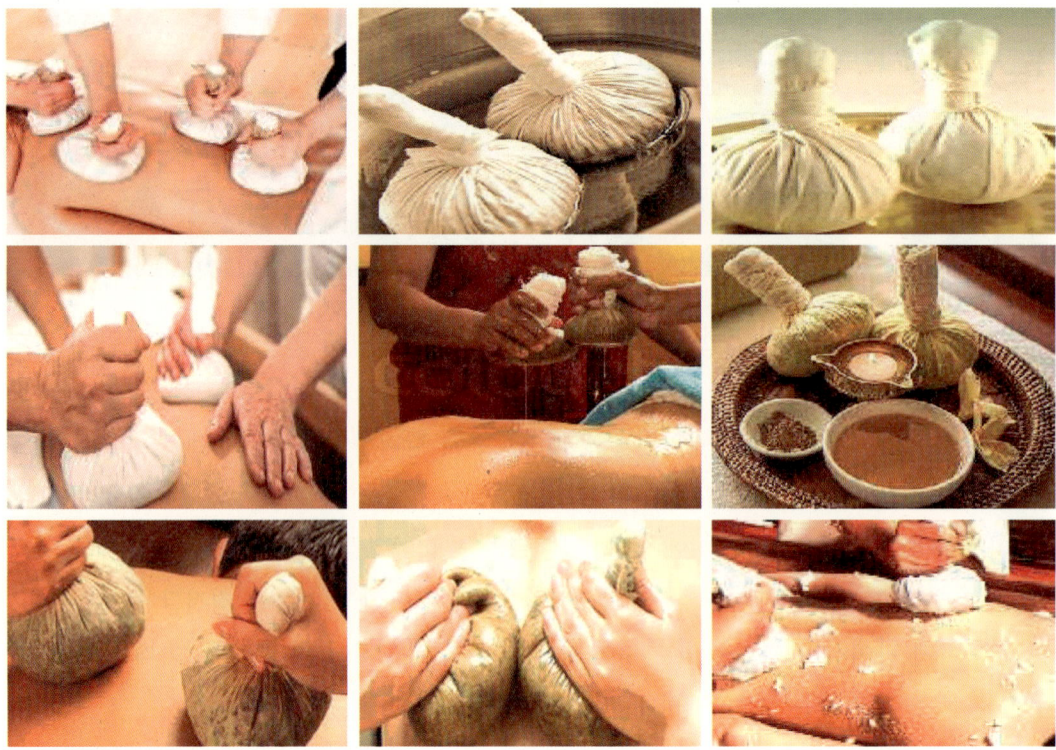

부드러운 면에 허브 파우더를 넣어 만든 약초 꾸러미로 여러 가지 마사지 테크닉을 구사할 수 있는 테라피로 지속적인 정신적, 육체적, 스트레스에 의한 전신 근육통 완화와 비만, 셀룰라이트 제거에 효과적이다.

스웨다(Sweda)

▶ 핀다 스웨다(Pinda Swdea) = 나바라 키치(Navara Kizhi)

스웨다에서 가장 중요한 요법으로 우유와 허브 디콕션으로 찐 나바라를 린넨 천으로 싸서 만든 주머니를 찜질도구로 사용한다.

▶ 오쉬마 스웨다(Ooshma Sweda)

고객의 머리 부분을 제외한 전신을 특별히 제작된 스팀바스 안에 앉히거나 등을 대고 눕게 한 후 약한 스팀이 몸속으로 스며들도록 하는 요법이다.

▶ 일라 키치(Lla Kizhi)

일라 키치는 일종의 허브 잎을 활용한 발한 요법이다.

► 아바가하 스웨다(Avagaha Sweda)
약초 디콕션을 채운 욕조 안에 앉아서 땀을 흘리는 요법이다.

스웨다나(Swedana)

페이셜 스팀과 전신스팀, 허브볼 마사지 등 찜질 법을 이용하여 피부에서 땀을 배출시키는 마사지를 말하며, 딥클렌징과 전반적인 디톡스가 한 번에 이루어지는 스웨다나는 샤워가 필수적인데 스팀박스나 스팀텐트 등에 등을 대고 눕는 것이 포함되어 있다. 스웨다나의 경우 독소는 빠져나가고 에너지를 재생시키는데 효과적이며 스웨다나 트리트먼트는 주로 오일 마사지 또는 오일을 몸에 도포한 후에 이루어진다.

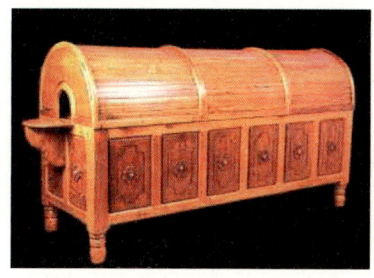 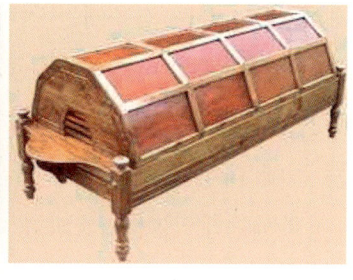 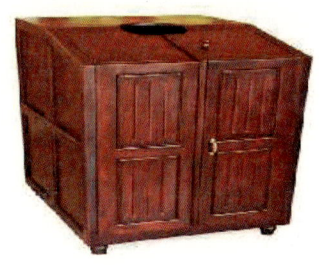

마르마테라피(Marma Therapy)

인체의 맥박과 통증 유발 위치에 있는 에너지 포인트라 명명되는 마르마 포인트는 신체에 107개 주요 포인트를 비롯하여 많이 분포되어 있다. 107개 주요 포인트 중 43개 포인트는 일반적으로 사람을 치유할 때 사용하는데 주요 마르마와 그 순환통로를 자극하여 혈액과 신경, 림프 순환시스템을 좋아지게 한다.

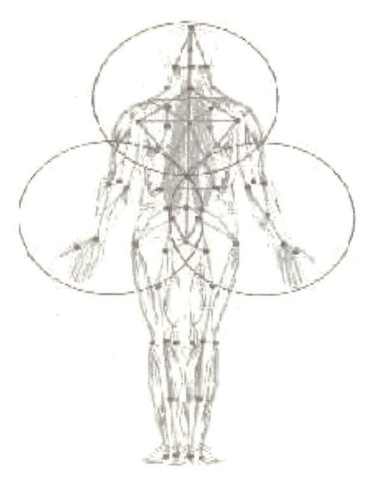 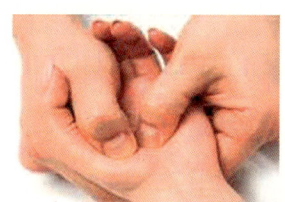 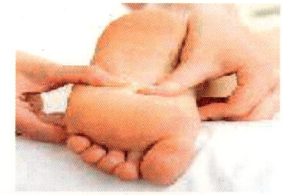
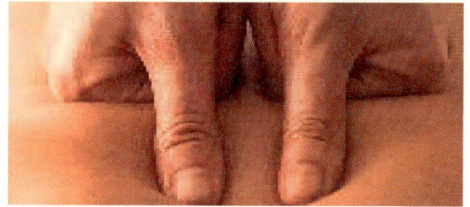

마르마테라피는 우리 몸의 생기를 주는 특정한 신체 에너지 통로를 섬세하게 터치하는 마사지로 행복과 평정 등 사람의 의식에 생기를 넣어준다. 마르마테라피는 다른 마사지와 결합할 수 있지만 마르마테라피만 시행 했을 경우에도 정신적이나 신체적인 스트레스를 줄여주는 큰 효과가 있다.

■ 칸사 바타키(Kansa Vataki)

고급스럽고 감각적인 테라피로 정화된 인도의 아로마 버터기름을 사용하여 부드럽게 마사지 한 후 3가지 금속으로 만들어진 작은 그릇인 인디언 볼을 가지고 문질러 주는 테라피이다. 우리 몸에 응집된 산성의 독소인 경우 이 마사지를 통해 독소를 배출하여 몸의 균형을 되찾을 수 있는데 몸에 독성이 있는 경우에는 몸에 도포한 버터기름이 회색으로 변하게 된다. 이렇게 회색으로 변한 아로마 버터기름을 허브 파우더로 제거하면 체내의 디톡스 배출을 배가시키는 시너지효과를 얻을 수 있다.

또한 칸사 바타키 테라피는 눈에 대한 문제해결에 많은 도움을 주며 특히 눈 주위의 긴장을 경감시키고 피부 톤을 정화하는데 뛰어난 효과를 나타내며, 전신을 이완시키는데 놀라운 효과가 있다. 이 트리트먼트는 전신마사지와 안면마사지 이외에도 패디큐어에도 적용 가능하다.

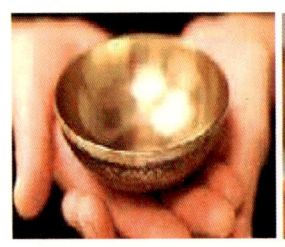 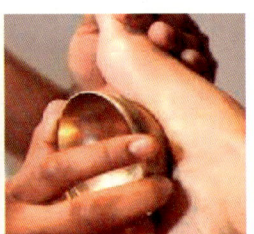 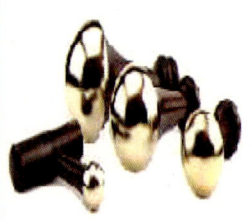 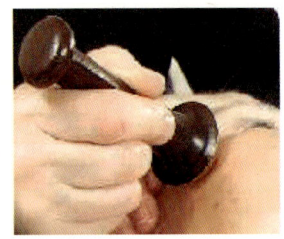

■ 우드바타마(Udvartana)

1명 또는 2명의 테라피스들에 의해 이루어지는 마사지로 가공한 곡물이나 허브들로 만들어진 건조한 파우더나 풀을 문질러 마사지한다. 피부에 생기를 주고 축적된 지방을 부드럽게 해주어 비만관리에 효과적이다.

카파가 우세한 말초신경 순환의 문제를 증진시킴으로서 혈색증진, 바디트리트먼트의 경우 피부에 활기와 생기를 주고 전신의 순환과 소화에 많은 도움을 주며 피부조직 내부를 자극하는 트리트먼트이다. 비만, 고혈압, 콜레스테롤 수치가 높은 경우 좋은 효과를 기대할 수 있으며 류머티즘 질병 해결가능, 단독시행 가능, 비쉬샤워 트리트먼트에 이어서 시행 가능하다.

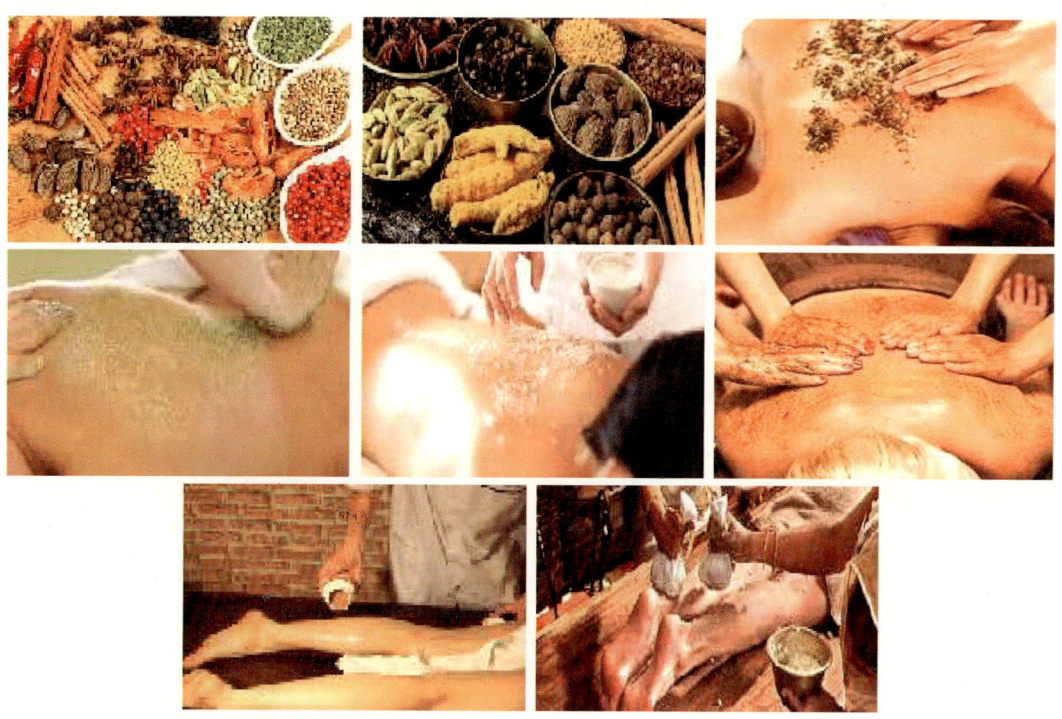

■ 아유르베다 머드(Ayurveda Mud)

시차에 의한 피로와 신체 재생에 탁월한 해결방법인 아유르베다 머드는 팔꿈치에서 손가락까지, 무릎에서 발끝까지 진흙과 허브로 된 머드를 얇게 발라주고 따뜻한 스팀타월로 10분 동안 감싸주고 난 뒤 머드가 마르면 문질러 주어 씻어내는 트리트먼트이다. 허브는 우리 몸의 에너지를 재생시키는 반면, 진흙은 피부가 쉽게 숨을 쉴 수 있도록 해준다. 아유르베다 머드는 전신의 재생과 원기를 회복하는데 매우 좋으며 별도의 샤워 시설을 가지고 있지 않아도 머드 트리트먼트를 할 수 있는 최고의 방법이다. 또한 전신에 도포 가능하며 바디 트리트먼트에 적용할 경우 랩을 감싸고 10분 동안의 휴식이 공급되어야 한다.

머드가 약간 말랐을 때 마사지하여 제거하고 따뜻한 물로 샤워하여 마무리 하면 좋다.

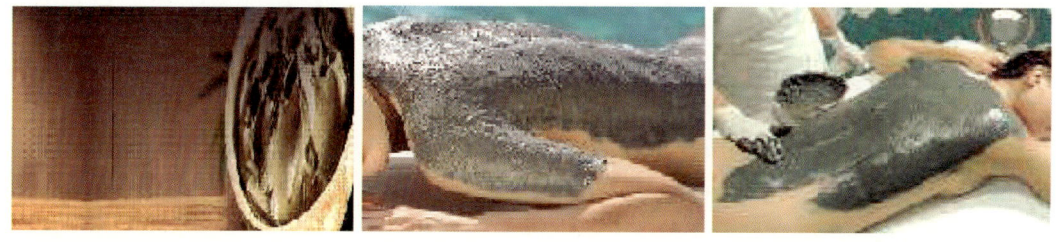

V. 인도 아유르베다 마사지 종류와 차크라

▌ 가르샤나(Garshana)

아유르베다식 셀룰라이트 관리 트리트먼트로 1~2명의 테라피스트가 장갑을 끼고 몸을 문질러 피부의 각질을 제거하는 테라피이다.

가르샤나 장갑은 울이나 가공하지 않은 실크테리 천으로 만들며 피부에 죽은 세포를 제거하고 순환을 위한 자극을 주며 림프순환을 촉진시키고자 고안된 트리트먼트이다.

드라이 브러쉬 테크닉과 흡사한 가르샤나 트리트먼트는 셀룰라이트를 제거하기 위한 홈 트리트먼트로 매일 적용 가능하고 오일 마사지 전에 적용 가능하다.

메이크업을 제거한 후나 오일 또는 로션을 바르기 전에 아유르베다 안면 마사지의 일부로 고객에게 트리트먼트 해 줄 수 있다.

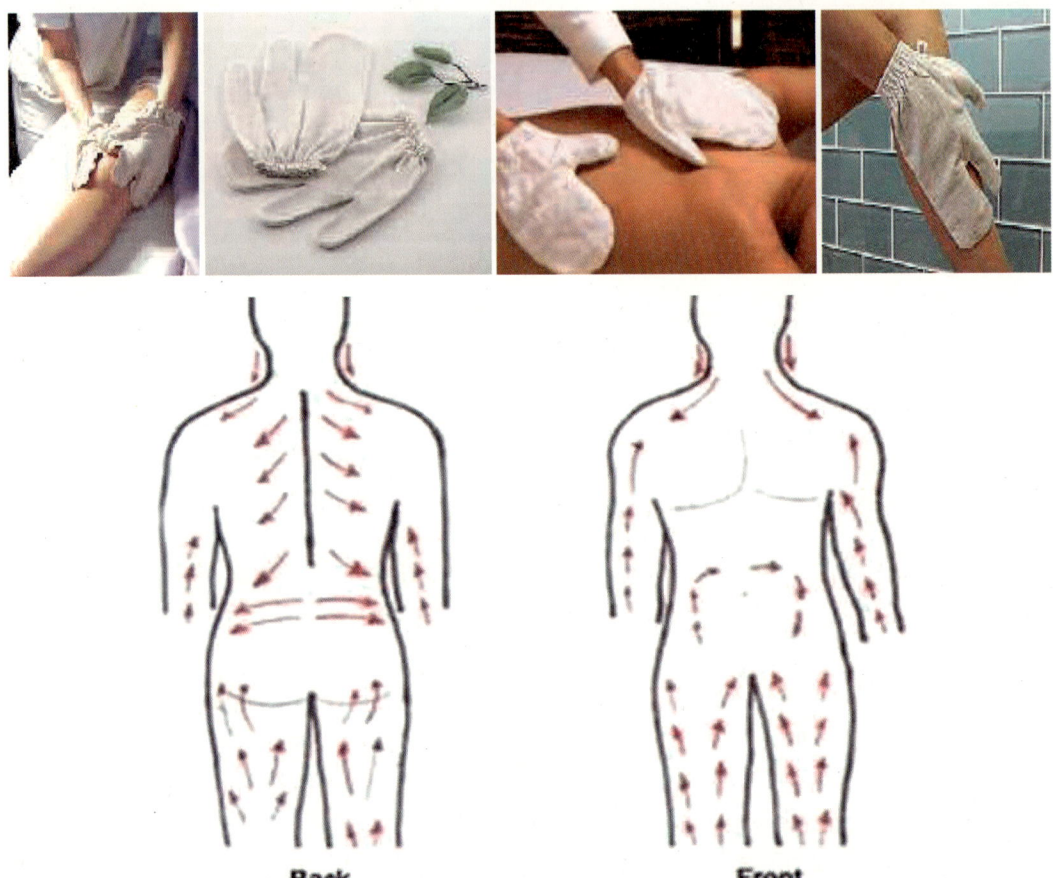

▌ 티벳식 눈 회복법(Tibetan Eye Rejuvenation)

원기회복 테크닉은 발을 편안하게 하는 트리트먼트로 스트레스를 줄여주고 눈의 긴장

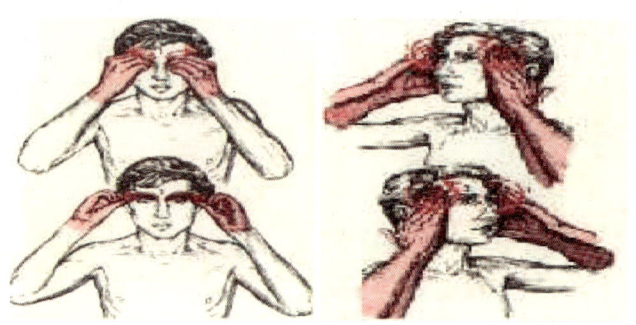

을 풀어주는데 그 목적이 있다. 에션셜 오일을 발에 바르고 핫 스톤으로 따뜻함을 전하여 차가운 눈 베개를 올린 후 눈을 지그시 눌러주는 트리트먼트이다.

오일과 따뜻함이 몸과 발을 통해 밖으로 배출되는데 특히 눈 주위는 보습효과와 청량감이 남는다. 이 트리트먼트는 전신관리와 얼굴관리 시로다 테크닉과 함께 해도 좋다.

▌ 리쥬비네이션 테라피(Rejuvenation Therapy)=판차카르마(Panchakarma)

아유르베다에서 행해지는 리쥬비네이션 트리트먼트를 판차카르마라고 한다.

판차카르마는 단지 질병을 유발하는 독소를 제거하기 위하여 행해질 뿐만 아니라 인체조직에 영양을 공급하기 위하여 행해지는 것이다.

판차카르마는 푸르바 카르마((Purva Karma 준비과정)/ 프라다나 카르마(Pradhana Karma 본 치료과정)/ 파스챠트 카르마(Paschat Karma 본 치료 후 섭생)의 세 가지 영역으로 분류된다.

푸르바 카르마는 크게 파차나(Pachans 소화제), 스네하나, 스웨다나 등으로 분류되는데 테라피스트가 꼭 알아야 하는 부분은 스네하나(Snehana 오일요법)와 스웨다나(Swdea 한증요법)이다.

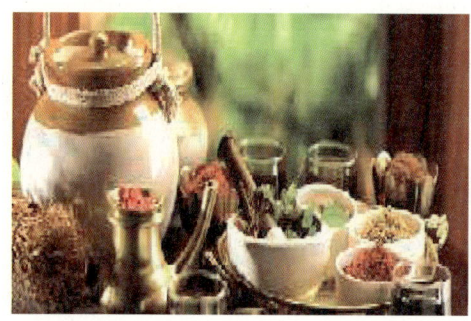 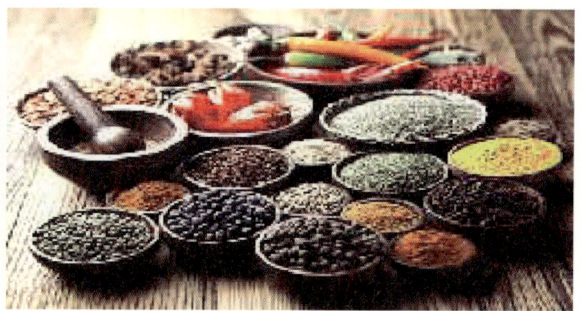

▌ 피츄(Pichu)

머리 부분의 질병을 완화하기 위한 치료법이며 바타의 불균형으로 인해 발생하는 뇌신경 관련 질병에 유효하다. 따뜻한 오일 천을 이마 또는 정수리에 붙이는 마사지로 치유하는 테라피이다.

V. 인도 아유르베다 마사지 종류와 차크라

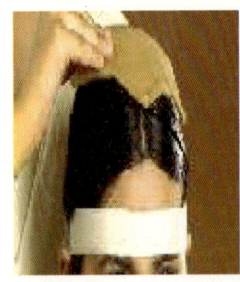 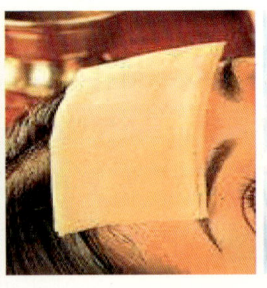 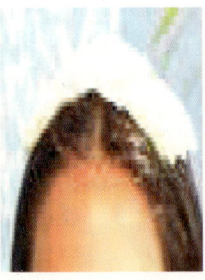 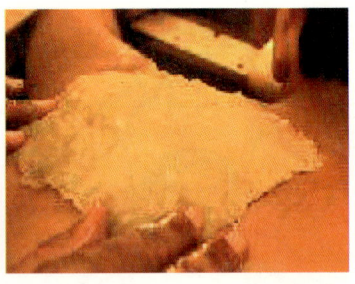

▌ 시로아비얀가(Shiro Abhyanga)

아비얀가 관리 전 테크닉으로 따뜻한 오일을 백회혈을 중심으로 침투한 후 고객과의 교감을 가지는 관리로 두통, 눈의 피로해소, 어깨와 목의 통증완화, 혈액순환, 근육이완, 체내독소배출, 심신이완에 효과가 있다.

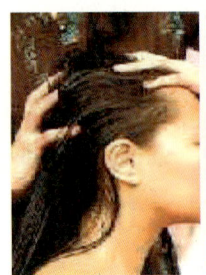 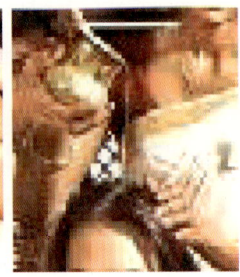 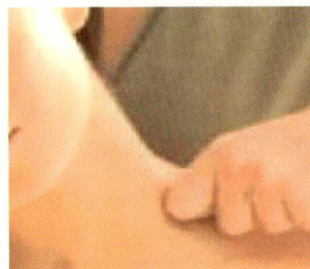 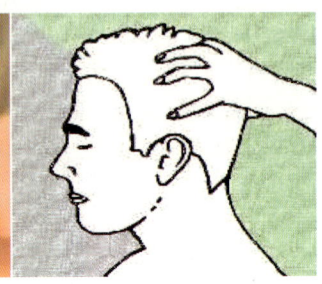

▌ 피지칠(Pizhichil)

'쥐어짜다'라는 의미를 지닌 피지칠은 따뜻하게 데운 허브 오일로 흠뻑 적신 린넨 천을 손에 쥐고 지속적으로 고객의 몸 전체에 따뜻한 오일을 흘려주는 마사지이다.

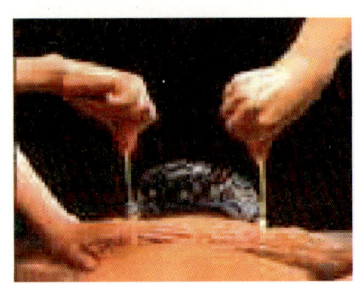 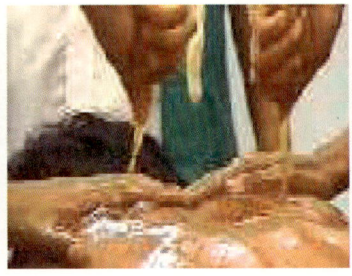 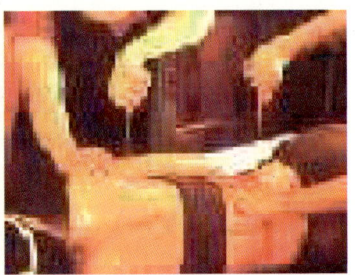

▌ 다라(Dhara)

'다라'는 따뜻하게 데운 약초오일 또는 허브 디콕션을 몸 전체에 붓는 중요한 오일테라피 가운데 한 가지 요법이다.

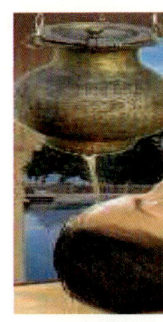 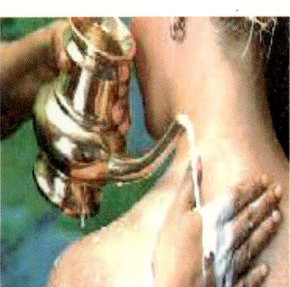 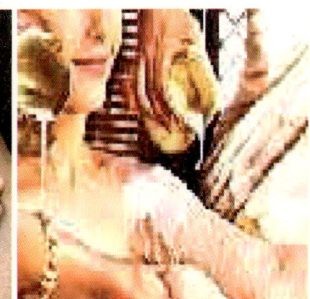 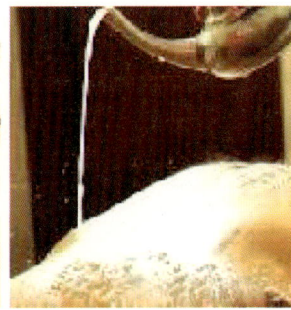

▌ 기타 치료법

▶ 프라다나 카르마(Pradhana Karma)

프라다나 카르마(Pradhana Karma)는 크게 나스야(Nasya 비강요법), 와마나(Vamana 구토요법), 위레차나(Virechana 하제요법), 바스티(Vasti), 락타모크샤(Rakta Mokshana 사혈요법)등으로 분류된다.

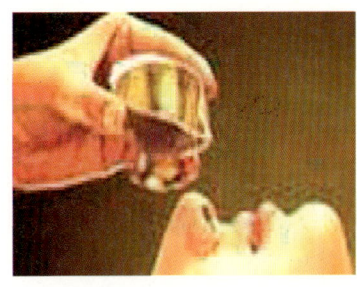 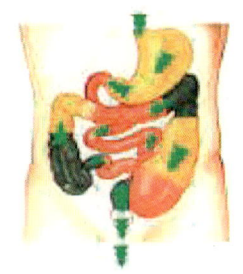 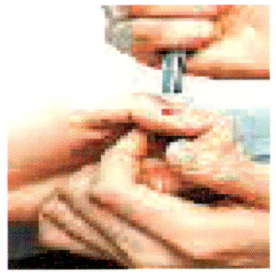

▶ 카티 바스티(Kati Vasthi)

등과 관련된 통증, 뻣뻣함 등에 매우 효과적인 요법이다.

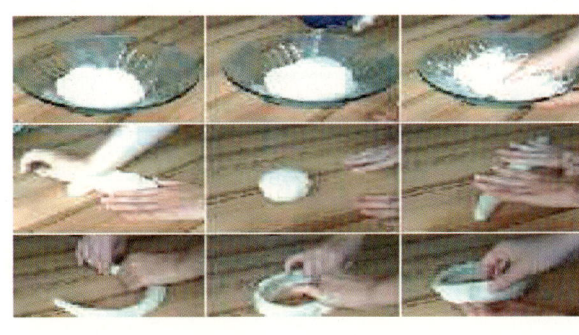 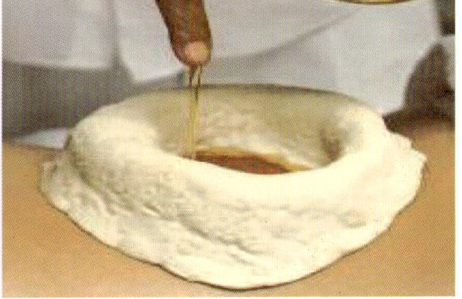

▶ 시로 바스티(Shiro Vasthi)

병증을 제거하기 보다는 완화하기 위한 것으로 오일 마사지와 한증요법 이후에 시술 한다. 이 치료는 안면마비, 백내장, 귀머거리, 귀앓이, 불면증, 또는 뇌신경과 연관된 질병 등에 적용된다.

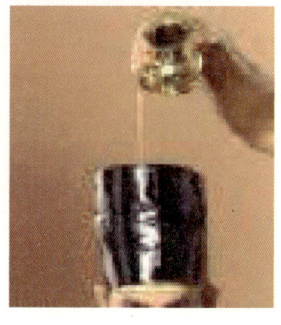 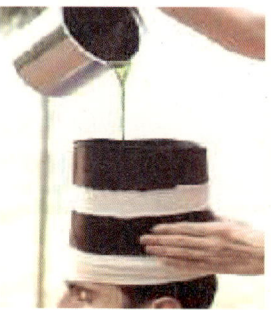 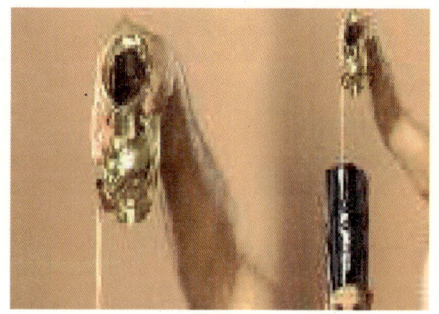

► 네트라 바스티(Netra Vasthi)

눈 치료를 위한 시술로 녹내장, 결막염, 야맹증 등에 시술하며 시술한 후에는 일정 기간 동안 강한 햇볕에 노출되지 않도록 주의한다.

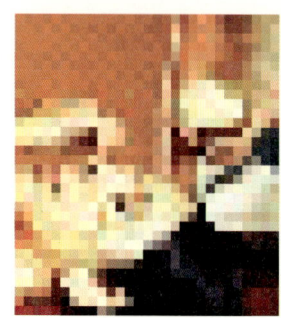 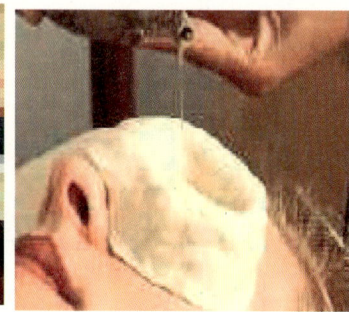 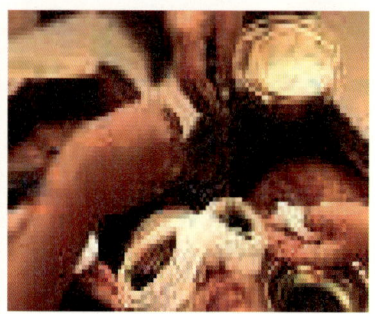

► 우로 바스티(Uro Vasthi)

가슴 통증을 치료하기 위한 요법이다.

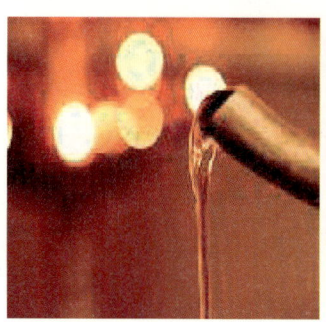 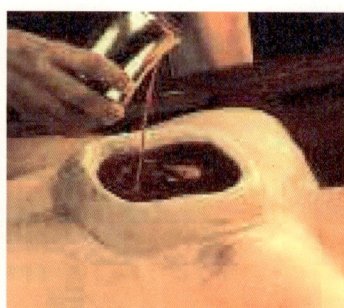 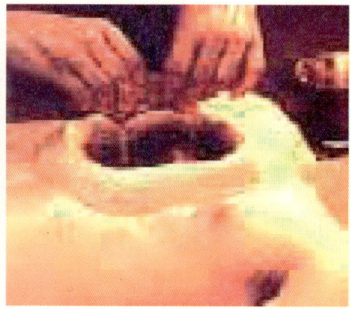

► 카르나푸라나(Carnapurana)

귓볼을 오일로 마사지 한 뒤 고객을 한 쪽 방향으로 눕게 하여 귀 속에 오일을 채우는 요법이다.

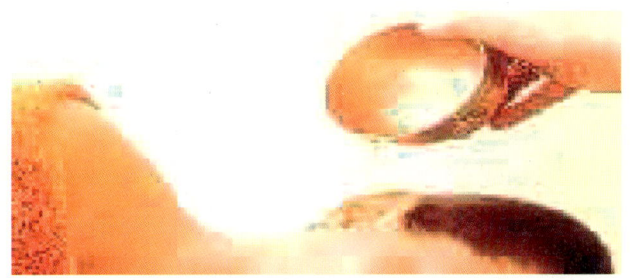

3. 아유르베다 마사지(Ayurveda Massage) 효과와 주의사항

1) 아유르베다 마사지 효과

① 계속적인 마사지 효과 →노화예방(자라하르 Jarahar)

② 피로회복(스라마하르 Shramahar)

③ 시력증진(다르사나카르 Darsanakar))

④ 장수(아유쉬카르 Ayushkar) →면역력 증가

⑤ 숙면=수면유도(스와프나카르 Swapnakar) →두피마사지(인디언 헤드마사지)

⑥ 피부강화(트와크드리타카르 Twakdhritakar)

⑦ 질병, 저항력(클레샤 사하트와 Klesha Sahatwa)

⑧ 상처회복력(압비가트 Abhighat)

⑨ 담과 통증에 대한 방어(니로다카 Nirodhaka)

⑩ 피부강화와 피부 톤 정리(므리가 바르나 발라프라다 Mriga Varna Balaprada)

■ 아유르베다 마사지의 일반적인 효과

► 신경을 안정시키고 맥박이 적절하게 박동할 수 있도록 해준다.

► 혈액과 림프의 순환을 증가시켜 땀, 소변, 분비물의 배설을 적절하게 해준다.

► 폐와 장 및 기타 내장기관이 정상적으로 작동하도록 해준다.

- ▶ 피부를 증진시킨다.
- ▶ 소화기능을 조절한다.
- ▶ 중풍, 소아마비 등을 치유한다.
- ▶ 근육과 혈관을 강화한다.
- ▶ 노년과 병약자의 질환을 치유한다.
- ▶ 부종을 감소시키고 조직을 강화한다.

2) 아유르베다 마사지 주의사항

① 생리기간 동안에는 마사지 시간을 줄이고 최대한 부드럽게 한다.
② 임신 중에는 자제한다.
③ 피부가 감염되어 있거나 염증이 있을 때에도 자제한다.
④ 발열, 오한, 독감, 급체 등 급성질환이 있을 때나 자신의 몸 상태가 마사지 받기 힘들다고 느낄 때는 금하도록 한다.

4. 7 차크라

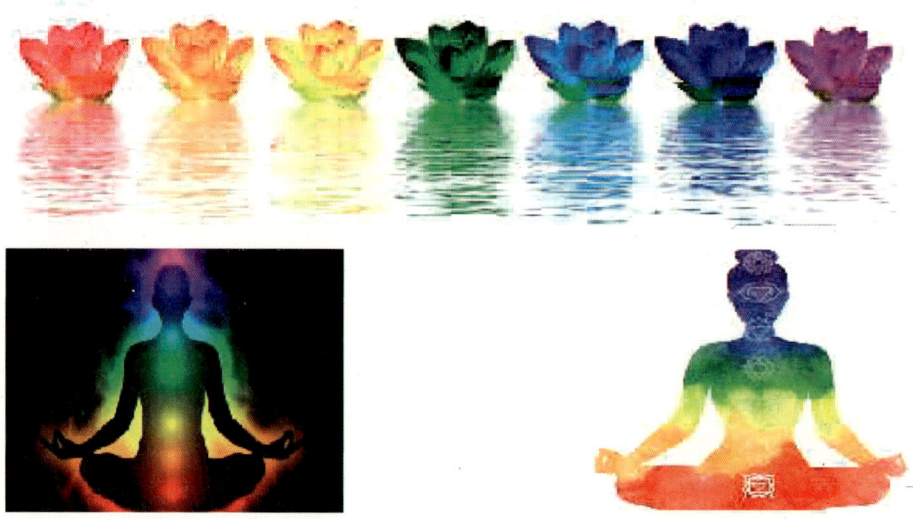

동양에서는 인간을 정, 기, 신이라는 생체 에너지의 세 가지 형태가 합쳐져서 이루어진 존재로 보고 있다.

- **정** : 물질적인 육체
- **기** : 에너지 정보체
- **신** : 영체

    인체의 상, 중, 하단전의 에너지는 모두 무지개 빛 에너지를 받아야 영위된다.

- **하복부**(배꼽아래) = 하단전
    → 붉은색 계열(빨강, 주황)
- **흉부**(몸통) = 중단전
    → 녹색 계열(노란색, 녹색, 초록색)
- **머리** = 상단전
    → 파란색 계열(파란색, 남색, 보라색)

상기 상, 중, 하단전에 미치는 색이 빛의 삼원색이며, 이 빛의 삼원색에서 인체에 내재된 정보에 동조하는 빛과 맞는 색이 인체의 정과 기와 신에 영향을 미친다.

인도의 아유르베다 의학에서는 인체를 좀 더 세분하여 7개의 에너지 센터(차크라)로 나누고 있는데, 각각의 에너지 센터는 생명력과 의식을 가지는 7가지 무지개 색을 통하여 에너지를 받아 인체를 영위한다고 한다.

특정한 부위의 질병은 색의 부족이나 과잉으로 생기는 것이라고 주장한다.

몸에서의 차크라 구조는 손에서도 그대로 상응하여 나타나므로 몸에 색을 칠하는 것보다 더 쉽고 편리하게 손에 색을 칠하거나 색 테이프를 붙이면 해당 차크라가 활성화되어 몸과 마음, 영혼이 조화를 이루게 된다.

차크라	내용	비고
1 차크라(물라다라)	생존의 챠크라 (부신 호르몬의 기능과 유사)	
2 차크라(스와디스타나)	활력, 움직임, 성적표현	
3 차크라(마니푸라)	에너지, 욕망 (췌장의 기능과 유사)	
4 차크라(아나하타)	사랑과 봉사 (흉선-면역력 향상시키는 호르몬분비)	

5 차크라(비슈다)	자기주장, 창조, 투쟁력	갑상선
6 차크라(아즈나)	직관, 지능, 투시력	뇌하수체
7 차크라(사하즈나라)	초월, 초의식, 정신적인 기능	송과체

차크라	위치	비고
1 차크라(회음 챠크라)	항문과 생식기 사이(미저골 신경총)	
2 차크라(단전 챠크라)	척추 맨 끝 꼬리뼈(천골 신경총)	
3 차크라(위장 챠크라)	배꼽 뒤 척추 내벽(태양 신경총)	
4 차크라(가슴 챠크라)	심장 뒤의 척추 내벽(심장 신경총)	
5 차크라(목 챠크라)	척추 내의 목 부위(경부 신경총)	
6 차크라(미간 챠크라)	두뇌 중앙의 뇌간	
7 차크라(두정 챠크라)	머리끝 정수리	

1) 1 차크라(회음 차크라): 빨간색 에너지가 힘과 활력을 준다.

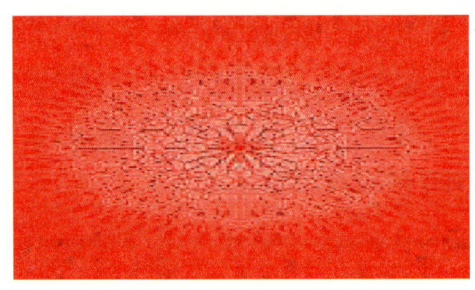

회음 차크라는 원초적인 힘으로 인간 속에 내재된 신의 의식이 육체를 통하여 나타남을 뜻하며 세상의 모든 것은 하나라는 의식이 자리 잡고 있다.
- 인간은 빛의 존재, 색의 존재
- 자연에서의 무지개 색 ⇒ 인체에 에너지 공급(7개의 차크라 통하여)
- 빨간색 : 회음 차크라 조절

회음 차크라는 척추 맨 아래에 있는 미저골 부위(생식기와 항문 사이)에 위치하며 물라다라 차크라(muladhara chakra)라고도 한다.

회음 차크라는 원초적인 생명에너지의 흐름을 관장하여 신체에 힘과 활력을 주며 순환계와 생식계의 작용과 사지의 기능에 연결되어 고환과 난소, 발과 다리의 활동과 연관되어 있다. 또한 육체를 지탱하므로 **뼈**와 척추를 다스리고 직장과 항문에 관여하며 신체 전반적인 면역체계를 관장한다.

인간은 태어나면서부터 모두가 하나라는 사실을 인식하기 시작하며, 함께 더불어 살아가면서 서로가 서로를 필요로 하는 존재임을 깨닫게 되는데 이는 회음 차크라가 깨어나 꿈틀거림을 말한다. 아유르베다 의학에서는 회음 차크라를 똬리를 틀고 있는 코브라로 묘사 했는데, 이는 바로 우리는 하나라는 인간의 영성을 깨우는 것을 상징한다.

정서적, 정신적, 영적 건강의 기초가 되는 회음 차크라의 쿤달리니를 적절히 자극하면 두려움을 해소 시킬 수 있으며, 자각의 시작, 질병으로부터의 자유, 개화, 생명력, 정력, 스태미나, 안정성, 순결을 얻게 해준다.

회음 차크라는 처음으로 가족을 인식하게 하는 차크라이며 더 나아가서는 집단, 부족, 민족적 동질성을 느끼게 하는 차크라이다.

ex) 외국입양, 올림픽 금메달, 자신이 속한 가족이나 국가 부정, 어린 시절 부모님의 이혼 등

빨간색을 생각하면 생명의 불꽃을 떠오르게 되듯이 회음 차크라에는 인체의 핵심 에너지인 쿤달리니가 들어 있으며, 이는 곧 인간 생명의 완성을 원한다.

(1) 회음 차크라의 빨간색 에너지가 원활한 사람은

- 정력적, 활동적, 신체 건강, 면역체계 기능 최상 상태유지
- 체격은 마른 편이며 근육질의 몸매 가짐
- 말과 행동이 빠르고 외향적이며 용감하고 자립적 의지를 가진다.
- 포용력, 리더십 발휘
- 사회 적응능력 뛰어남으로 인하여 목표 성취율 높음(성공인 많다)

(2) 회음 차크라의 빨간색 에너지의 조화가 깨진 사람은

- 돈에 대한 욕구와 집착이 강함
- 폭력적인 행동
- 타인의 언행에 대하여 민감하고 공격적
- 소유욕, 보수적, 권력추구

- 생각 없는 행동과 집착
- 감정조절 안되며 분노, 이기적

■ 'seeing red'는 '살기를 띠다'라는 뜻으로 빨간색의 부정적인 에너지인 분노, 화를 표현한 것이다.

(3) 회음 차크라의 빨간색이 과잉인 사람은

초록색을 이용하여 빨간색의 부정적인 면을 차분히 가라앉게 하여야 한다.
(셔츠나 양복 상의를 초록색으로 입으면 심장이 안정되고, 하체의 회음 차크라의 빨간색 기운도 안정되어 몸을 진정시킨다)

(4) 회음 차크라의 빨간색이 부족한 사람은

신체적으로 만성피로와 에너지 상실을 경험하게 되며 우울할 때는 하체에 빨간색에너지를 주면 기운을 얻을 수 있다.
ex) 빨간 내복, 신혼부부의 이불 등

(5) 회음 차크라 에너지 불균형으로 오는 육체적 질환

좌골신경통, 다리통증, 뼈가 시린 증상, 골다공증, 정맥류, 직장종양, 암, 우울증, 면역체계 이상, 만성요통 등

■ 빨간색을 먹고 빨간색을 입고 빨간색을 칠하자

빨간 에너지를 많이 가지고 있는 음식들은 회음 차크라 에너지의 힘을 가지게 한다. (토마토, 체리, 딸기 등의 과일: 하체의 기운부여와 심장 안정) 토마토 속에는 암을 유발하는 독소를 제거하는 라이코펜이 많이 들어 있으며, 딸기에는 발암물질 형성을 억제하는 비타민C가 많이 들어 있다.

간식으로 붉은 체리와 딸기 등을 먹으면 혈액 속의 요산을 감소시켜 통풍을 예방할 수 있으며, 대부분의 빨간색 과일은 그 껍질 속에 라이코펜과 안토시아닌 이라는 붉은 색소를 많이 가지고 있는데, 이는 몸에 쌓인 유해산소를 제거하는 청소부 역할을 하기 때문에 피를 맑게 하고 정화한다.

빨간 사과는 비타민C가 풍부하여 변비를 예방하고 적포도주 속에는 항산화 물질인 안토시아닌이 있어 적당량을 마시면 심장병, 뇌졸중을 예방한다.

살찌기 원하는 사람도 붉은색 음식을 먹으면 도움이 되는데, 이는 붉은 계통의 색이 식욕을 돋우기 때문이다. 그러나 붉은색 고기나 자극성이 있는 진한 빨간색이 들어있는

음식을 먹으면 적개심, 성급함, 조바심 그리고 분노를 유발할 수도 있으니 고혈압, 동맥경화, 협심증, 뇌졸중 등의 증상이 있는 사람은 삼가야 한다. 이는 빨간색 에너지가 넘치면 몸에서 폭발하기 때문이다.

▎오링 테스트

자신의 회음 차크라의 상태는 오링테스트를 통하여 알아볼 수 있으며, 오링테스트 방법은 자신의 회음 차크라에 손을 대고 오링테스트를 했을 때 오링이 힘없이 벌어지면 문제가 있는 것이다. 문제라고 하는 것은 자신의 근원문제, 가족문제, 건강문제 등등을 말한다.

▎회음 차크라의 문제를 손에서 해결해보자

- 손바닥 부분의 회음 상응부위에 가로, 세로 약 2cm크기의 정사각형 모양으로 빨간색을 칠해주면 생식, 정력, 전립선에 강한 영향을 준다.
- 빨간색의 정사각형 모양은 인체에서 원초적인 힘을 상징하고 인체를 안정시키며, 원기부족으로 하체에 힘이 없는 사람, 중환자, 수술환자의 경우에도 좋은 반응을 볼 수 있다.

2) 2 차크라(단전 차크라)

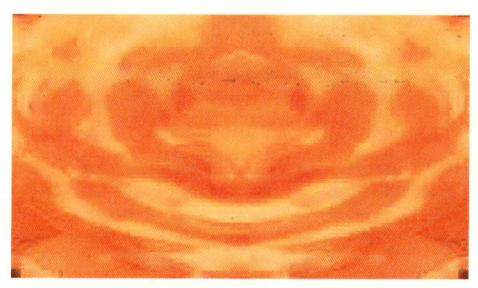

단전 차크라는 삶 속에서 인간과 인간관계를 경험하면서 나타나며, 가족과 부모를 떠나 또 다른 관계를 만드는데 필요한 에너지이다. 20세 전후에는 자신과 기가 맞는 사람과 관계를 이루며 인생을 논하고 우정이 지배하는 시기이다.

단전 차크라는 배꼽아래 단전에 위치하며 스바디스하나 차크라(svadhishana chakra)라고도 하며 예로부터 하단전이라 일컬어지는 중요한 에너지 센터이다.

단전 차크라와 연관된 인체부위는 생식기, 대장, 요추, 골반, 엉덩이, 방광, 신장, 여성의 자궁 등이며 배설기 계통의 활동을 돕기 때문에 신체의 해독작용에 영향을 미치는 중요한 중추이다. 연결된 신체질환은 전립선질환, 난소암, 허리와 엉덩이의 만성통증, 생리통, 남녀 생식기질환, 소변질환, 정력 감퇴 등이며 인간과 인간 자신을 둘러싼 환경과의 관계를 이끌게 되는데 다른 사람들과의 관계를 통하여 자신을 관찰하며 환경과 물질 등 외부세계와 상호작용을 가능하게 한다.

세상에 존재하기 위한 생존본능의 에너지를 필요로 할 때 단전 차크라가 힘을 주며, 무엇이든 선택하는데 힘을 주는 것이 단전 차크라이다.

선택 후에 힘들어하는 경우나 선택을 잘못하는 경우는 단전 차크라의 에너지가 부족해서이다. 또한 사회나 직장생활에서 적응을 잘 하지 못하거나 유난히 남을 괴롭히는 사람들은 단전 차크라의 장애가 있는 사람들이다.

▌단전 차크라는

- **생식기 지배** : 성적인 에너지, 생명의 창조
  ex) 불임부부(창조 에너지 고갈 상태)
- **자궁근종, 자궁암** : 생명을 잉태하는 자궁에 부정적인 에너지부여 결과
- **성병** : 죄책감으로 인한 면역기능 저하 원인
  ex) 매춘행위-단전 차크라의 에너지를 교란시킴
- 돈이 갖는 에너지도 단전 차크라에 해당된다.
- 계획, 실행 모두 단전 차크라에 의해서 나온다.

▌단전에 힘이 있는 사람은 쉽게 자신의 신념이나 결심을 실행하고 그대로 이루기도 한다.

▌주황색을 먹고 주황색을 입고 주황색을 칠하자

- **단전 차크라** : 주황색(인간관계에 영향미침)
  주황색은 상대방에게 사교성이나 친근감을 준다.
  ex) 무의식적으로 주황색 카펫이나 장식이 많은 식당을 찾게 되는데 이러한 장소에서 사교모임이 잘 이루어지는 것은 주황색 분위기 때문에 단전 차크라 에너지가 고조되어서이다.

■ **주황색 차크라가 발달한 사람은**
- 빨간색의 특징을 지니면서도 빨간색이 가지는 단점을 극복할 수 있어 성격이 발랄하면서도 환하고 생각이 편중되지 않으며 균형을 취할 줄 알고 헌신적이고 융통성이 있어 주변 사람들을 즐겁고 행복하게 만들어 준다.
- 평화를 사랑하고 사려가 깊고 행동이 조심스럽고 협조적이기 때문에 타인으로부터 신뢰를 받아 대화가 순조롭고 좋은 파트너로서 인정받는 경우가 많다.
- 삶에 대해 긍정적, 창의적, 모험을 즐기며 낙천적이다.
- 감수성이 예민하여 감성을 필요로 하는 일에 종사하면 자신의 능력을 잘 발휘할 수 있다.
- 긍정적, 생산적, 창조력이 있으며 욕망, 분노, 탐욕, 불안, 질투 등의 감정으로 부터 자유로워진다.

■ **주황색은 태양처럼 밝은 에너지를 갖고 있으며 깊은 지혜와 통찰력, 조화와 신성을 상징하는 빛깔이다.**

(1) 단전 차크라에서 주황색의 조화가 깨질 경우는

과거 또는 현재에서 감정적, 육체적으로 쇼크를 심하게 받아 그 쇼크에서 헤어나지 못하게 되며, 이기적, 교만, 허영, 타인과 원만하지 못하고 진실을 실속 없이 부풀리고 사회적 신분을 중요시하여 다른 사람의 시선을 의식 한다. 자신감이 없으며 우유부단함과 책임전가로 인한 타인과의 관계에 부정적인 에너지를 형성한다.

■ **주황색 에너지가 교란된 사람들은 주황색 속옷을 입으면 좋다.**

특히 대인관계에 자신감이 없어 수줍음을 잘 타는 아이에게 주황색 속옷을 입히면 자신감이 생기게 되며, 가정에서는 식탁보, 그릇, 식탁을 장식하기 위한 도구를 오렌지색으로 쓰면 식사하는데 분위기를 좋게 하고, 식욕을 돋우어 음식을 잘 먹게 된다. 아이들이 밥을 잘 먹지 않을 때 주황색을 이용하여 부엌의 분위기를 바꾸어주면 좋아질 수 있다.

(2) 단전 차크라가 강하면

- 사교성 풍부하다.
- 단전 차크라에 불균형이 생기면 소화흡수 체계에 문제가 생겨 소화 장애와 식욕저하 현상이 나타난다. 이때는 오렌지색이나 주황색에너지가 가득든 음식을 먹도록 하면 도움이 된다.

- 주황색은 식욕을 돋우고 소화를 촉진하기 때문에 소화력이 약한 사람에게 아주 좋은 특효약으로 알려져 왔다.
  ex) 귤, 오렌지, 늙은 호박 등

■ **단전 차크라에 좋은 음식:**

오렌지, 망고, 파파야, 살구, 복숭아(황도), 당근, 호박, 순무, 달걀노른자 등

특히 단호박은 베타카로틴과 비타민C가 풍부하여 가을, 겨울에 입맛을 좋게하고, 고구마는 식이섬유가 풍부하여 변비를 예방하며 비타민C가 풍부한 귤, 오렌지, 레몬은 면역력을 높여주고, 비타민E가 풍부한 옥수수는 위와 신장에 좋다.

- 주황색 에너지가 풍부한 자연 음식들은 몸에 이로운 성분만 소화되고 유해독소는 배설된다.
- 오렌지 색소인 베타카로틴은 대기오염의 독성을 중화시킬 뿐 아니라 노화방지에도 효과적이며 베타카로틴이 함유된 오렌지색 과일과 채소들은 장시간 햇빛에 노출된 환경에서 일하는 사람에게 쉽게 찾아오는 노화현상을 막는데 탁월한 효능이 있다.
- 손에 상응하는 단전, 스바디스하나 차크라 부위에 마름모 모양으로 주황색을 칠해놓으면 단전에 힘을 줄 수 있으며, 마름모 모양은 다이아몬드 형태로 빨간색의 네모진 형태보다는 안정성에서는 떨어지나 융통성이 있고 유연하다.
- 원기부족으로 복부에 힘이 없는 사람, 장이 무력하고 과민하여 만성설사를 잘 하는 사람, 소변이상, 골반통, 만성요통, 불임증, 자궁질환, 생리질환인 경우에 주황색을 손바닥 상응부위에 칠해놓으면 건강에 좋다.
- 오링테스트를 통하여 단전의 상태 점검이 가능하며, 테스트 결과가 좋지않다면, 남성은 소장의 기능이 약하고 여성은 자궁의 기능이 안 좋다는 것이다.

3) 3 차크라(위장 차크라): 노란색 에너지가 나를 완성시킨다.

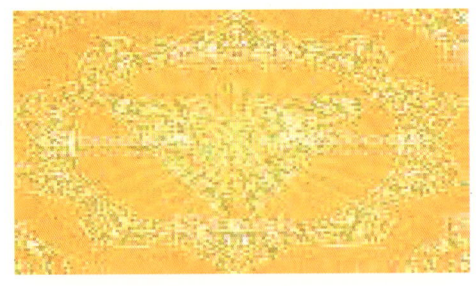

위장 차크라는 친구관계도 좋지만 내면에서 울리는 자기 목소리의 존재를 깨닫게 되는 과정과 관계가 깊다. 정체성, 즉 나는 누구인가 란 물음에 대답을 찾는 시기로 자신의 존재에 대하여 어느 정도 알게 되는 부분이다. 자기를 아는 것이 지혜의 시작이며, 육체와 본능에 따르다가 인생 자체를 해이하게 여기며 자기 자신을 깨닫기 위해 노력하게 되는 시기이다.

마니푸라 차크라(manipura chakra)로 불리는 위장 차크라는 인체에서 제일 큰 차크라로 신체의 태양신경총 부위와 연결되어 소화기계를 다스리며 췌장, 위장, 신장, 부신, 간장, 쓸개에도 영향을 미친다.

복부에 영향 미치며 위장질환, 소화섭취, 심인성으로 인한 위장질환에 효과적이며 위장과 연결된 척추 부위를 다스린다.

식후에 등이 뻐근한 증상을 호소하는 사람은 모두 위장 차크라 에너지가 부족해서이다.

▌ 마니푸라 차크라(위장 차크라)는
- 내면의 자아성찰로 나아가게 한다.
- 가정문제(제1차크라), 주변 친구들 문제(제2차크라)를 떠나서 자기 자신과의 관계를 어떻게 조화롭게 이루는가가 위장 차크라의 초점이다.
- 책임감, 자기신뢰, 자기존중, 믿음 등이 위장 차크라 에너지로부터 나오며 자기 스스로를 존중하는지 아닌지는 우리 삶의 질뿐만 아니라 일이나 인간관계에서도 성공과 실패를 가늠한다.
- 자신에 대해 이해하고 인정하는 것은 스스로를 한 차원 높은 단계로 나아가게 하는 힘이 되며, 나는 누구인가에 대한 고민이나 무엇 때문에 이 세상에 왔는가에 대한 의식은 위장 차크라가 작동하기 시작한 결과이며 이로 인하여 자아완성과 자립적인 의지를 가지게 된다.

(1) 위장 차크라의 대표적인 질환은
급 만성 소화불량, 위나 십이지장궤양, 췌장염이나 당뇨, 식욕부진이나 항진, 간 기능 장애 등

(2) 위장 차크라의 에너지가 부족한 경우 나타나는 현상은?
- 정서적인 불안과 의심, 정신적으로 강한 두려움 내포
- 완벽주의, 보수적이며 완고하고 융통성이 없음

- 계획은 잘 세우지만 실행에 잘 옮기질 못한다.
- 위장 차크라가 고갈되면, 자신을 믿지 못하게 되고 우유부단한 성격의 소유자가 된다. 위장 차크라의 장애를 가진 사람이 펼쳐가는 인생을 한편의 연극으로 만든 것이 세익스피어의 '햄릿'이다.

  위장 차크라의 문제로 인하여 자신감이 없고 자기를 믿지 못하고 우유부단한 사람에게는 노란색이 에너지를 준다.
- 노란색은 하늘에서 내려주는 은혜와 은총의 색으로 인간이 이 지상에서 자신의 의지와 계획대로 굳건히 발을 디디고 설 수 있도록 힘을 주는 색으로 제3차크라(위장 차크라)에 힘을 주어 자기 자신을 알 수 있도록 용기와 능력을 주는 색이다.

■ 노란색을 먹고 노란색을 입고 노란색을 칠하자

- 공부에 흥미가 없는 자녀로 인하여 고민이 되는 부모들은 자녀 방을 노란색 위주로 꾸며주면 걱정을 덜 할 수 있다.
- 위장 장애로 인하여 소화력이 떨어져 몸이 마른 아이에게 노란색 잠옷을 입히면 건강해진다.
- 명상을 통하여 위장 차크라의 에너지를 고양시킬 수 있다.
- 노랑 에너지는 육체 재생 에너지이다.
- 노란색으로 태양신경총 부위에 생명에너지를 주면 세포들의 재생을 돕기 때문에 젊어질 수 있다.
- 노란색을 사용하여 육체를 건강하고 활기차게 하면 자기만 잘 살겠다는 생각도 덜 하게 되고 목표를 세운 것이 실제로 이루어지기도 한다.
- 노란색 명상을 통하여 차크라가 가동하면 자신감이 생겨 자신의 생각을 상대방에게 매우 효과적으로 전달할 수 있게 된다.
- 사업이 부진한 사람도 노란색 명상을 하면 자기 자신의 정체성이 확실해 지고 스스로를 믿게 되어 신념도 강해지고 자신의 뜻을 의심 없이 실천하여 목표를 이룰 확률이 높다.
- 경기부진으로 힘들수록 긍정적으로 생각하면서 태양과 접하고 밝은 노란색 명상을 하게 되면 기쁘고 좋은 결과를 가져올 수 있다.
- 노란색 음식들을 골라 먹게 되면 정신을 긍정적이고 마음을 행복하게 유지 시켜주

며 유머감각을 유발 시켜준다.

▌ 노란색 음식:

카레, 오렌지, 레몬, 쌀눈 포함된 곡류, 기장쌀, 씨앗, 배, 바나나, 메론, 옥수수, 귤, 파인애플, 버터, 노란색 식물성 기름 등

- 노란색은 지혜와 지식을 터득하고 싶어 하는 수직상승 멸망의 상징으로 손바닥에 노란색을 이용하여 위장치료를 할 경우에는 삼각형 모양으로 칠하는 것이 좋다.
- 위궤양으로 속이 아파서 밤잠을 설치는 사람은 자기 전에 노란색을 손바닥에 칠하면 숙면할 수 있으며, 계속적으로 사용 시에는 만성 위장병도 치료가 가능하다.
- 노란색을 이용하여 위장의 병이 극복되면 일도 잘 풀리고 인간 속에 내재된 신성을 다시 찾게 되어 정신적으로 영적으로 성숙하게 된다.
- 태양신경총 차크라, 즉 위장 차크라에 손을 대고 오링테스트를 했을 때 오링이 힘없이 벌어지면 위장 차크라의 노랑에너지가 결핍되었다는 것이며 믿음이 부족하거나 의심이 많을 때에도 위장 차크라에서 오링이 힘없이 벌어진다.

4) 4 차크라(가슴 차크라): 초록색 에너지가 사랑을 만든다.

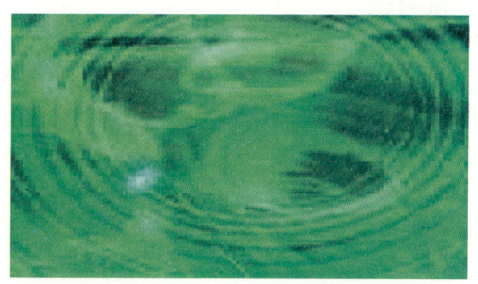

가슴 차크라는 사랑의 차크라로서 자신의 내면에서 일어나는 감정의 유혹에 빠지지 않고 자신과 타인을 사랑할 수 있는 단계의 깨달음을 말한다.

가슴 차크라는 아나하타 차크라(anahata chakra)라고 불리며, 인체의 에너지 체계에서 중심이 되는 발전소로 가슴 한가운데 위치하며, 심장과 순환 체계, 흉선, 갈비뼈, 폐, 어깨, 팔, 손과 연관되어 에너지를 공급한다. 일명 '사랑 차크라' 라고 불리며, 가장 강력한 에너지로 사랑과 자비를 행동으로 옮기게 하며 심장이나 소화질환과 연관이 있다.

가슴 차크라가 원활히 움직이면 심장마비, 협심증, 심근경색 등의 심장질환은 걱정할 필요가 없다.

(1) 가슴 차크라에 이상이 생기면
- 고혈압, 저혈압, 부정맥, 심장 불안, 가슴답답증, 협심증, 심근경색, 심장마비, 폐암, 기관지, 폐결핵, 폐렴

(2) 가슴 차크라가 막히면
- 가슴이 답답하고 숨 쉬기가 힘들어지며 천식도 생길 수 있다.
- 어깨와 흉추가 아프며 오십견이 올 수 있다.
- 인체에서 어깨 아픈 증상은 다른 사람과의 관계상실을 의미하게 된다.
  어깨 아픈 사람은 배신을 당하여 마음속에 증오가 있는지 관찰해야 하며 사랑이 메마른 사람이 어깨가 아플 확률이 높다.
- 가슴 차크라는 신체 중심에 있으며 아래로는 몸을 다루는 차크라와 위로는 영혼을 다루는 차크라들을 중재하는 중추로서 감정적인 문제를 다루며 정서적인 인식을 넓혀주어 의식 있고 자비롭게 행동하도록 힘을 준다.
- 가슴 차크라는 내면의 갈등을 넘어서 고통을 참고 자신의 욕심을 포기 함으로써 신성으로 향하게 하는 능력이 나타나는 곳이다.

(3) 가슴 차크라가 진화하면
- 육체적 기능과 욕망, 언어와 시 등 모든 구술 능력이 터득된다.
- 자신을 규제할 줄 알고, 지혜와 내부에 힘이 있어 독립적이며 스스로를 조절할 수 있게 된다.
- 자신 내부에서 평화와 고요를 발견하는 것으로 인하여 타인들에게 더 깊은 영감을 주게 된다.

(4) 가슴 차크라의 에너지를 상실하면
- 사랑이 변하여 질투가 되고 미움, 증오가 되며 자신과 타인을 용서하지 못하는 사람이 된다.
- 사랑하는 사람과의 이혼이나 죽음, 우정의 배신 등도 가슴 차크라와 연관된 부위에 질병을 초래하게 된다.

■ **제4차크라(가슴 차크라)의 가슴과 용서의 눈물은 신과 통하는 문을 여는 열쇠이다.**

■ **초록을 보고 초록을 입고 초록을 칠하자**
   사랑의 차크라 색은 초록색이다.

(5) 초록 빛깔의 차크라가 발달한 사람은

자연을 사랑하고 조화를 지키는 사람으로 주변인을 편안하게 해주며 인간관계를 부드럽게 조화 시켜주고 욕심이 적고 소박한 인생을 꿈꾸며 매사에 감사할 줄 안다.

- 스트레스로 인하여 긴장이 잘되고, 속에서 화가 많이 나는 사람들은 등산이나 여행을 하면서 초록색 에너지를 많이 받아야 한다. 특히 간이나 심장 질환이 있는 사람들은 규칙적인 등산이 매우 중요하다.

주변 환경을 초록색으로 만들면, 욕심이 적어지고 심장 질환도 회복되며 사회나 타인에 대한 관심을 가지게 되고 이해심도 깊어진다.

가슴 차크라는 인체의 중간에 위치함에 따라 항상 중립적인 입장을 유지 하려고 한다.

- 가슴 차크라의 위치는 가슴에서 심장 기능과 연관을 갖지만, 경락 상으로는 초록색이 쓸개경락의 주파수와 공명하기 때문에 옳고 그름을 판단하는 담의 기능을 도와주어 자기가 가야 할 길을 분명히 알고 결단을 밀고 나가는 의지가 있으며, 진리를 탐구하고자 열정적으로 노력한다.

(6) 가슴 차크라 중추에 장애가 생긴 사람은

마음속에 사랑이 결핍되어 오히려 사랑을 소유하려고 하며 잘 안되면 화내고 의심하고 시샘하며, 심한 경우에는 질투가 지나쳐 남의 것을 욕심내고 탐내게 된다.

인정받기를 기대하고 그렇지 못할 경우에는 자신의 감정을 너무 억누른 나머지 자신 없는 발언과 태도를 취하며 책임을 회피하고 정서 결핍이 되어 남 앞에 나서지 못하고 지나친 수줍음과 조심스러움, 불안함이 함께한다.

자기중심적으로 인생에 충분히 참여하지 못하게 되고, 그 결과 삶 자체가 불공평하고 정의롭지 못하다고 생각하며, 자신을 인생의 낙오자로 여겨 비참해지고 무관심이나 냉담한 사람이 된다.

금전적인 불안정이 있어 남을 돕는데 인색하다.

(7) 초록색 에너지를 많이 가지고 있는 음식은

신선한 느낌 주고 녹색의 엽록소가 있어 '푸른 혈액'이라고 불린다.

녹색사과, 양상추, 양배추, 오이, 그린포도, 키위, 라임, 셀러리, 양엉겅퀴, 깍지 강낭콩, 완두콩, 브로콜리, 씀바귀, 치커리, 취나물 등의 산나물

■ **초록색의 형태는 동그라미이며, 성격은 균형과 조화, 보호이다.**

가슴 차크라는 사랑을 상징하며 모나지 않은 초록색 동그라미이다.

가슴 차크라는 명치 부위에서부터 중, 단전까지로 인체에서 간담이 위치한 곳으로 장기 중에서 쓸개는 초록색과 공명하며, 담즙의 색이 바로 초록색인 이유도 여기에 있다.

■ **마음의 병을 치유하는 최고의 묘약은 끊임없는 헌신과 희생이며 초록빛 사랑이다.**

5) 5 차크라(목 차크라): 파란색 에너지가 평화를 가져온다.

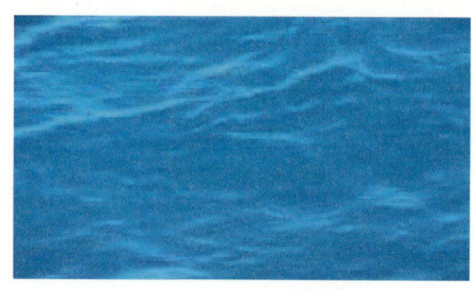

자신의 의지를 신의 의지와 하나 되게 하려는 힘을 주는 차크라로 자신의 삶의 목적과 방향을 내면의 신성에 맞추게 되는 시기이다.

자신의 의지를 신의 의지에 복종시킴으로써 자연의 흐름에 순응하는 삶을 살게 되는 시기로 삶에 힘을 준다.

목 차크라는 비슈다 차크라(vishudda chakra)라고 하며, 인체의 목과 연결되어 신체의 신진대사와 평형을 조절해주는 갑상선, 부갑상선의 기능을 주관하며 경추, 목, 입, 치아, 턱, 호흡계통, 기관지, 발음기관 등의 기능에 영향을 미친다.

(1) 목 차크라가 조화로우면

- 목소리를 통하여 표현하는 능력이 뛰어나서 언어를 통한 활동을 하기 쉽다.
  (가수, 성우, 아나운서, 연설자 → 목 차크라 더 크다)
- 목 차크라에 에너지 상승이 이어지면 어떠한 결정을 내리더라도 그것은 신성이 이끄는 선택이라고 믿게 된다.
- 인체에서도 목은 가슴의 사랑과 신성의 머리를 연결하는 중간에 위치하며 신으로 향하는 다리라고 표현한다. 자신의 의지를 신의 의지에 맞추는 힘, 이것이 바로 목 차크라의 에너지이다.

- 파란색은 평화와 평강의 색으로 정욕의 붉은색과 이기적인 노란색과 감정의 초록색을 넘어 평화를 찾은 색으로 파란색의 형태를 바다와 하늘을 통해 우리는 즉시 접하고 깨달을 수 있다.

(2) 목 차크라의 에너지가 충만하면
- 평화적이며 온화하고 깊은 관용과 자비심으로 인하여 많은 사람들로부터 사랑을 받게 된다.
- 양심적이고 책임감이 강하며 공정하게 행동하여 신용과 신뢰를 얻고 커뮤니케이션 능력이 뛰어나다.
- 분석적이고 합리적이며 이해력이 뛰어나고 타인들을 치료하고 봉사하는 자세로 이어지게 된다.

(3) 목 차크라의 에너지가 부족하거나 조화가 깨진 사람은
- 자신보다 우월한 사람에게는 항상 복종하며 고정관념을 가지고 있어 변하려 하지 않고 전통에 집착하여 타인과 의사소통이 잘 안된다.
- 고독과 외로움으로 인하여 타인을 지나치게 간섭하게 되며, 현실감각이 둔해지고 감상적이며 자기 자신을 표현하기를 힘들어하고 자기만족에 머무르므로 타인과 멀어지는 경향을 보인다.

▌파랑을 먹고 파랑을 알고 파랗게 칠하자

파란색 음식을 먹으면 자기 표현력이 촉진된다.

면접시험을 볼 시에 붉은 음식을 먹으면 의욕적이고 용기를 가지게 되지만, 빨간 에너지로 인하여 말할 때 조리를 잃게 되는 경향이 있음을 참고하자.

목 차크라와 연관된 파란색 에너지가 부족하여 갑상선이나 후두 혹은 폐, 기관지, 천식 등의 병을 앓고 있는 사람들은 파란 하늘을 생각하며 자주 하늘을 올려다보는 것이 좋으며 바닷가로 여행을 떠나는 것도 좋은 방법이다.

인간의 신체를 가장 많이 적실 수 있는 곳이 바로 바다이다.

바다의 파란 에너지로 인하여 평화와 만족을 얻게 된다.

▌파란색에 너무 많이 노출되면

쉽게 피곤해지거나 게을러지고 나태해져 우울해질 수 있다.

10분 정도 집중적으로 파란색 광선 치료를 받고 난 후에 정신적 우울 증세가 일어나는 경우도 있다.

일반적으로 파란색 의상과 살림살이들은 사람에게 피로를 느끼게 한다.

파란색은 빨간색(팽창과 활력)과는 상반되게 작용한다.

파란색 음식: 블루베리, 포도, 푸른 자두, 월귤 나무 열매, 해초류 등

파란색은 거꾸로 된 삼각형 모양으로 위에서부터 아래로 정신 에너지를 집중시키는 형태로 정신적인 안정과 아래를 향한 에너지 사이에 변화가 많다.

평화와 안정을 주는 파란색은 육체적인 면에서 느끼는 갈등과 유혹에서 벗어 나기 위해서는 파란색 에너지를 공급해야 한다.

목 차크라에 손을 대고 오링 테스트를 했을 때 힘이 빠지면 이곳 비슈다 차크라의 에너지가 결핍되었다는 증거이므로 손 상응 부위에 파란색을 붙이고 다시 오링테스트를 해 보면 힘이 들어가는 것을 느낄 수 있다.

노래하기 전에 목 차크라에 파란색을 붙이면 잘 안되던 고음도 잘 올라간다.

6) 6 차크라(미간 차크라): 남색 에너지가 육감을 발달시킨다.

진리를 탐구하고자 하는 마음이다. 모든 것을 신께 헌신했기 때문에 자신의 부귀나 영화는 눈에 보이지도 않고 귀에 들리지도 않으며 분별심도 없어지고 선택도 없다.

미간 차크라인 아즈나 차크라(ajna chakras)는 눈 사이의 눈두덩과 송과선에 연관되어 시각 및 청각기관을 포함한 뇌하수체와 신체 전반의 내분비계 기능에 영향을 미친다.

(1) 미간 차크라는

- 두뇌 우반구 기능과 마음의 창조적 작용에 연관되어 있으며 미간 차크라를 자극하면 정서적으로 매우 예민해지며 육감이 발달되어 투청 능력이나 타인의 생각을 읽을 수 있고(텔레파시), 의식이 열려 자연현상의 진정한 법칙을 통찰하게 된다.
- 영적인 의식이 있으며, 삶의 질을 향상시키기 위하여 자신만의 세계에 자주 몰입한

다.(명상 등)
- 인류의 존재 목적을 철학적으로 탐구하고 자신의 본 면목을 찾으려는 경향이 있다. 송과선은 수면을 조절하는데 잠을 제대로 자지 못하면 송과선이 멜라토닌 호르몬을 조절하지 못하여 인체의 저항력(면역력)이 떨어지게 된다.

송과선이 가장 잘 발달한 동물은 조류이며, 조류의 뇌 속 송과선은 피부를 통과하여 들어오는 빛을 직접 감수한다.

미간 차크라가 민감하게 되면, 빛이 없는 밤에는 일찍 잠들게 되고 빛이 있는 새벽 4-5시에는 깨어서 활동하게 된다.

송과체는 또한 면역체계와도 관련되어 있어서 두뇌의 시냅스(신경세포 연결부)에 영향을 미치며 두뇌의 좌우반구 기능에 균형을 잡아준다.

▌ 미간 차크라가 주는 에너지는
- 살아가는 동안 여러 가지 일의 참 모습을 깨닫게 해준다.
- 집착을 버리고 초연하며 지혜를 얻을 수 있게 한다.
- 내부에서 오는 두려움이나 오감에서 느끼는 분별하는 마음을 잠재우고 초연해져서 자신의 의식에 아무런 영향을 미치지 못하게 하는 힘이 제6 차크라에 있다.

▌ 미간 차크라의 영성을 높이는 색은 남색이다.
남색은 높은 수준의 영성을 나타내며 치유와 투시, 투청, 텔레파시 등의 초능력과 관계가 있다.

남색은 고차원의 선명한 지각능력과 상상, 창조적 과정과 밀접한 관련 있으며 마음의 균형유지와 강박관념과 두려움을 해소 시켜주며, 직관과 상상력을 자극한다.

- 미간 차크라를 발달시키기 위해서는 미간 차크라에 남색을 칠하고 명상 하면 모든 부정을 제거해주고 7번째 차크라로 인도해 준다.
- 양 미간에 정신을 집중하면 사람을 여러 방향으로 혼란시키고 삶에 대하여 갖가지 동기를 부여해 주는 욕망을 뛰어넘을 수 있다.

▌ 남색을 먹고 남색을 입고 남색을 칠하자.

(1) 남색 빛깔이 풍부한 사람은
- 깊은 집중력과 명상에서 평화를 찾아내는 능력이 있으며 인생에 대하여 논리적이고

고귀하고 때 묻지 않고 성실하다.
- 상황을 꿰뚫어보는 능력이 있으며 매사를 객관적으로 접할 수 있어 정확한 판단아래 결단을 내릴 수 있다.
- 인간관계에서도 적절한 거리를 두고 대할 수 있기에 중립적인 입장에 서서 이상적인 관계유지를 한다.

(2) 미간 차크라가 병든 경우는(미간 차크라가 불안정한 상태)
- 깊은 우울증을 가지게 되며 지나치게 내성적이고 자기표현이 힘들어진다.
- 극단적으로 자기불신이거나 자기 이외의 것에 대하여 무관심 해진다.
- 매사를 극단적으로 이상화시키는 경향이 있어서 생각대로 잘 안되면 심하게 낙담한다.
- 근심과 의식이 없는 상태를 두려워하며 외적인 지능에 매혹되어 이기적인 이유로 힘을 추구한다.
- 타인의 재능을 부러워하며 끈질기지 못하다.
- 약속을 잘 못 지키고 미신적이고 비능률적이다.
- 현재에 살지 못하고 미래를 두려워하며 타인을 얕잡아 본다.
- 타인이 느끼는 자신의 인상에 대하여 과민하며 실천력이 부족하다.

남색과 그 음식은 눈과 귀, 코, 즉 얼굴에 생기는 질병과 폐 질환, 천식 및 소화불량에 효과가 있으며, 검은콩, 간장, 블랙올리브, 블랙베리, 보이젠베리, 블랙체리, 깐 포도와 까치밥나무 열매, 바닐라콩 등이 있다.

손에서 미간 차크라 부위는 가운데 손가락 끝 마디에 위치하며, 이곳을 육각형 형태로 칠해주면 미간 차크라를 강화하는데 좋다. 육각형 형태에서 위쪽 꼭지점은 영적인 지혜와 통찰력을 열망하고 아래쪽은 남색의 보색 주황이 지니는 육체적인 에너지를 향해 있다.

자신의 미간 차크라에 손을 대고 오일 테스트를 했을 때 힘이 빠져 오링이 떨어지면 이 차크라의 에너지가 부족한 것으로 이때, 손의 상응부위에 남색을 칠하거나 미간 차크라에 직접 남색을 칠하면 미간 차크라 조정에 효과가 크다.

눈이 침침하여 시력이 저하되는 경우에도 개선이 되며, 명상이나 기도할 때도 이곳에 자극을 주면 아주 잘 된다.

졸음이 올 때도 미간 차크라에 직접 남색 차크라 테이프를 붙여놓으면 정신이 맑아지게 되는데 이는 운전할 때 유용하게 사용할 수 있다.

7) 7 차크라(두정 차크라): 보라색 에너지가 영혼을 고양, 각성시킨다.

내면의 신과 합일된 상태의 삶을 말하며, 모두 환상이고 오직 신성만이 있을 뿐이다.

두정 차크라 즉, 사하스라라 차크라(sahasrara chakra)는 인체의 맨 꼭대기인 정수리에 위치하며, 두개골 체계와 신경계통, 골격계통 전반의 기능과 연결되어 있으며, 송과선, 모든 신경통로, 신체 내의 전기적 흐름 등에 영향을 미친다.

두정 차크라는 영적 핵심과 이어져서 우리를 높은 차원의 우주 힘과 공명 되게 하며 섬세한 신체들을 정화하고 신체 하나하나를 의식의 도구로서 준비 시키는 데에 큰 힘을 발휘한다.

7번째 차크라는 기도와 명상에 관여하여 내면의 각성을 얻게 해준다.

두정 차크라의 에너지가 긍정적으로 발현되면 인생의 비전을 갖게 되며 직관력이 생기고 자신의 운명을 깨닫게 된다.

(1) 두정 차크라의 에너지가 교란되면,

- 피해의식으로 인하여 우울해지며 자기 자신에 대한 부정적이고 불신감을 가진다.
- 건망증, 치매, 인내력 부족, 뇌하수체 호르몬 기능저하로 인한 건망증과 참을성 부족 등의 증상, 무관심, 두려움, 고뇌

■ **보라색을 먹고 보라색을 입고 보라색을 칠하자**

(2) 보라색 빛깔이 충만하면,

자신감에 가득 차게 된다.

- 보라색은 난해한 색의 하나로 힘이 있으며, 보라색으로 명상을 하면 평화와 고요함을 느낄 수 있고 감수성이 풍부해져서 정신적으로 고양되고 자신이 가야 할 길을 깨닫게 된다.

보라색은 마음을 열리게 하고 창조적인 에너지를 얻게 하며, 마음을 안정되게 하여

주며 강박관념과 두려움을 해소 시켜준다. 명상이나 기도가 잘 안될 때, 보라색을 이용하면 정신적으로 깊이 명상에 들어갈 수 있도록 하여준다.
- 보라색을 과하게 원하는 경우에는 분리와 죽음에 대한 두려움을 강하게 느끼고 있을 수 있으므로 특별한 치료를 필요로 한다.

보라색 에너지를 많이 가진 음식으로는 가지, 퍼플색 포도, 오디, 보라색 브로콜리, 보라색 양파와 양배추, 사탕무 등이 있으며, 이들 음식은 혈액을 정화하고 중종양이 자라는 것을 멈추게 하는데 도움이 된다.
- 보라색 에너지는 류머티즘, 뇌진탕, 간질, 뇌종양, 뇌척수막염, 신장 및 방광 질환 치료에 응용되며, 평정을 잃은 신경과민과 고도 과민한 정신 상태를 진정 시키는 중요한 역할 하다.

보라색 형태는 거꾸로 된 오각형이며 영적인 것과 육체적인 것이 현실에서 잘 어우러지기를 바라는 것이 이 색의 특성이다.

손에서의 상응점은 가운데 손가락 끝 부위로 인체에서는 백회에 해당하고 두뇌의 건강과 밀접한 곳으로 이곳을 보라색으로 자극해주면 창조성, 예술성, 영감, 감수성, 동정심을 자극하게 된다.

정수리에 손을 대고 오링을 했을 때 힘없이 벌어지면 두정 차크라의 에너지가 고갈된 상태이다.

손에서는 가운데 손가락 끝에 항상 보라색을 칠하고 다녀야 하며, 대부분 수험생들은 두정 차크라의 에너지가 결핍되어 있다.

수험생들은 정신적으로 너무 혹사당하고 있기 때문에 보라색 음식을 많이 섭취하거나 일상에서 보라색을 많이 쓰면 정신적으로 안정되고 평정을 찾게되어 원하는 목적을 이루는데 도움이 된다.

▌빨주노초파남보를 모두 함께 쓰는 인생은 아름다운 인생이다.

육체가 건강해지려면 7개의 차크라가 모두 완전하게 기능을 다하여야 하며, 깨달음은 육체에서 시작되기 때문에 육체를 건강하게 하는 이 7개의 차크라가 완전히 열려야 육체를 통하여 영혼을 각성할 수 있는 것이다.

Ⅵ. 인도 아유르베다 오일 종류와 부위별 적용방법

1. 아유르베다(Ayurveda)에서의 오일이란
2. 아유르베다(Ayurveda) 오일이 가진 의미
3. 얼굴오일의 주요성분과 효능
4. 전신오일의 주요성분과 효능
5. 상체오일의 주요성분과 효능
6. 하체오일의 주요성분과 효능
7. 두피오일의 주요성분과 효능
8. 건강증진 오일의 주요성분과 효능
9. 아유르베다(Ayurveda) 오일 부위별 적용방법

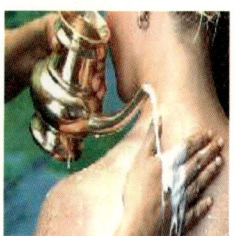

1. 아유르베다(Ayurveda)에서의 오일이란?

서양의학	한의학	아유르베다
서양의학에서 환자치료 방법에는 수술, 약물, 물리치료 등으로 치료한다. *현재 부작용과 불치병으로 인해 문제가 되고 있다.	한의학은 오래전부터 내려오던 침술, 민간요법, 한약 등 생활에서 터득한 요법으로 환자 치료 한다. *아유르베다와 흡사함	아유르베다는 천연 허브 오일과 허브가루를 이용하여 환자의 통증을 억제하고 치료하며 윤택한 삶을 살 수 있도록 도와준다.

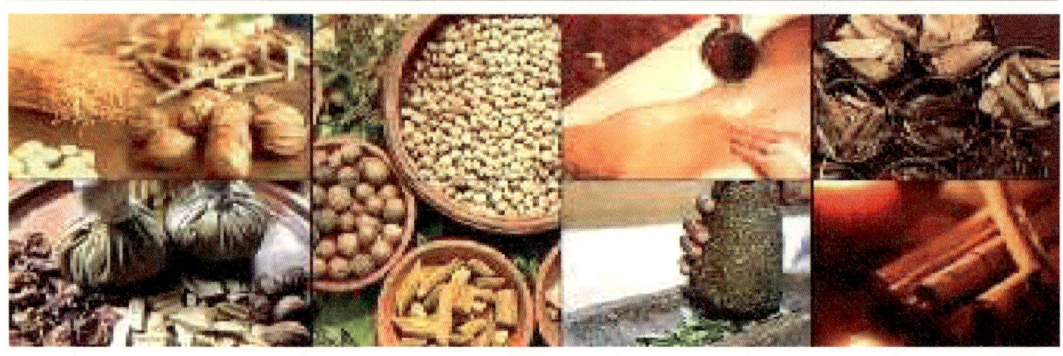

2. 아유르베다(Ayurveda) 오일이 가진 의미

　　5,000년의 역사 속에서 수많은 시행착오를 겪으며 제조한 오일이 병, 통증완화에 도움이 된다는 것을 발견하여 오일을 활용하여 병을 고치는 방법을 터득했다. '아유르베다'에서 오일은 한약, 알약 등과 같은 역할을 하며 아유르베다 오일은 단순히 향, 릴렉스만을 강조하는 아로마 오일과는 다르게 치유와 힐링이 가능한 오일이다.

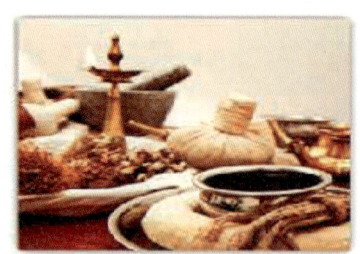 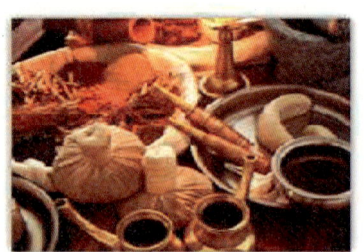

3. 얼굴오일의 주요성분과 효능

1) 엘라디 코코넛

주요성분	소두구씨 추출물, 개잎갈나무목부 오일 개잎갈나무목부 소두구씨
특징	참깨 베이스
세부설명	아유르베다의 본 고장인 케랄라에서 아유르베다의 전통방식을 고수하여 제작된 오일이며, 코코넛 오일베이스에 다양한 허브 추출액을 첨가하여 제작된 자연이 우리에게 선물하는 천연오일이다.
효능	피부 톤과 피부 결 및 가려움증 개선, 피부트러블 진정효과, 경미한 화상과 벌레 물린데, 급성과 만성 피부염증에 효과적임.

4. 전신오일의 주요성분과 효능

1) 단완타람

주요성분	보리, 대추나무잎, 아스파라거스 추출물 대추나무잎 아스파라거스
특징	참깨 베이스
세부설명	천연 수면제라 하는 대추나무 잎을 함유하고 있으며 신경을 이완시켜 불면증 개선에 도움을 주고 질려자 추출물이 염증성 질환의 예방과 치료에 도움을 준다. 근육의 힘을 증가시켜 운동능력 향상에 효과적인 오일로 아유르베다 신의 이름인 단완타람을 본떠 만들어진 대표적인 오일이다.
효능	스트레스로 인해 흥분된 몸과 마음의 진정효과, 관절 통증과 뼈근함, 근육 경련, 기력이 쇠할 때, 비뇨기 질환, 출산 전후 건강관리, 부인과 질환 등에 효과

2) 무리베나

주요성분	풍감씨 오일, 알로에베라 추출물, 베틀후추잎 오일 알로에베라 베틀후추잎
특징	코코넛 베이스
세부설명	근육경련, 골절, 타박상 등의 통증에 매우 효과적인 오일로 고대의 전사들이 전투 중에 사용하였으며 피부에 흡수되어 통증완화, 탈골 등의 급성 상처에 사용된다.
효능	관절염으로 인한 통증, 뼈근함, 붓기 등의 만성통증 완화, 반 염증성 효과가 있는 허브추출액이 함유되어 붓기와 통증완화, 습진, 가려움 등의 피부질환과 여드름, 포진 등의 완화효과

3) 카르푸라디

주요성분	참깨오일, 녹나무껍질 오일 장뇌 녹나무껍질
특징	참깨 베이스
세부설명	장뇌를 주성분으로 하는 약효성분이 함유된 다목적 오일로 통증경감과 염증완화 효과가 있으며 만성질병으로 인한 근육경련과 뼈근함을 풀어주며 통증 없이 관절의 움직임 유연, 냉증과 한증에 에너지 공급
효능	통증 및 염증 경감의 효과, 근육과 관절 통증을 유연하게 완화 급성 통증의 즉각적 완화효과로 통증경감과 붓기 완화 효과

5. 상체오일의 주요성분과 효능

1) 프라반자남

주요성분	겨자씨, 딜, 소나무 추출물 드럼스틱잎 발레리안뿌리
특징	참깨 베이스
세부설명	상체 근육통 관절염에 사용되는 오일로 목, 어깨 만성통증과 손목 통증 및 상반신에 효과적으로 사용되는 오일이다.
효능	목, 어깨의 만성적인 뻐근함과 통증완화, 오십견, 테니스엘보우, 골프 엘보우와 같은 스포츠와 관련된 통증개선, 손목 터널 증후군 개선, 상체의 따끔거림, 뻐근함, 묵직함의 경우 사용

6. 하체오일의 주요성분과 효능

1) 코탐츄카디

주요성분	드럼스틱씨 추출물, 겨자유, 타마린드 잎 추출액 타마린드잎 겨자씨
특징	참깨 베이스
세부설명	Sesame oil 베이스에 다양한 허브추출 액을 첨가하여 제작되었으며 아유르베다 고서인 사하스라요감에는 관절염으로 인한 통증과 붓기, 뻐근함, 불편한 관절 움직임 등의 완화에 탁월한 효과가 있다고 전해진다.
효능	관절염으로 인한 통증과 붓기, 관절의 뻐근함 개선효과, 경직된 관절의 긴장완화, 허리통증, 하반신 통증개선, 진행 중인 퇴행성관절염의 예방효과

7. 두피오일의 주요성분과 효능

1) 닐리브링가디

주요성분	한련초, 인디언쪽, 풍선덩굴씨 추출물 풍선덩굴씨 한련초
특징	참깨 베이스
세부설명	머리카락과 관련한 다양한 불편사항을 개선하기 위한 보편적으로 사용되는 아유르베다 허브오일이다.
효능	모낭에 영양분과 수분을 공급하여 탈모예방 효과, 숙면, 스트레스로 인한 불안정한 마음을 진정시켜주는 효과

2) 부자갈라타디

주요성분	베디버뿌리오일, 베틀후추잎 오일 백단향 감초
특징	코코넛 베이스
세부설명	베틀후추잎 오일과 백단향을 함유하고 있는 대표적인 아유르베다 두피오일이다. 백단향은 은은하고 달콤한 향이 오래 지속되며 긴장을 풀어주고 불안한 마음을 안정시켜 주는 효과가 있다.
효능	두통경감, 탈모예방, 새치예방 효과

8. 건강증진 오일의 주요성분과 효능

1) 발라스와간다디

주요성분	남가새, 아스파라거스 뿌리, 가지 추출물 천초근 / 백단향
특징	참깨 베이스
세부설명	심신안정과 혈액순환에 좋은 백단향을 함유하고 있어 기력이 쇠하거나 질병으로 약해진 관절과 근육을 강화시키며 신체의 원기회복, 정력 강화에도 도움을 준다.
효능	관절과 근육강화, 신체 원기회복과 에너지흐름 원활, 정력 강화

9. 아유르베다(Ayurveda) 오일 부위별 적용방법

1) 두피관리 오일

오일명	적용방법
아리메다디	트라우마로 인한 두통에 사용(원인불명)
부자갈라타디	탈모예방, 머리 결 강화(매일 사용가능)
칸주니아디	탈모예방, 머리 결 강화(매일 사용가능)
닐리브링가디	탈모예방, 머리 결 강화
니소시라디	당뇨, 간수치 높은 사람에게 권장
푼다리카	흰머리, 새치 방지용
쳄파라티	두피 가려움, 완전 마일드 오일
단완타람	수면장애 개선, 심신이완에 효과적
케사란지니	탈모예방, 머리 결 강화(매일 사용가능)

2) 전신오일(관절염, 근육통)

오일명	적용방법
아세날라디	건조로 인한 피부 가려움증(진물나지 않는 경우)
엘라디코코넛	건조한 피부, 경미한 피부질환, 피부보습
두르바디	민감성 피부에 사용 가능한 마일드한 오일
엘라디	엘라디코코넛 오일과 유사
쳄파라티	아동용 오일
무리베나	민감성 피부용, 알레르기 진정효과
카르푸라디	일반적 관절염 오일, 순환기 질환에 도움
진차디	손발 냉증, 일반적 관절, 마비에 도움
바이디연두	극심한 통증관리

3) 상체오일

오일명	적용방법
카르파사티야디	전신오일, 상체(목, 어깨)통증 개선
프라반자남	전신오일, 상체(목, 어깨)통증 개선
파리니타레라쉬라디	부분오일, 목, 어깨 통증 완화

4) 하체관리오일

오일명	적용방법
핀다	하체관절 통증완화, 초기관절염, 마일드한 오일
사하차라디	하체관절 통증에 사용되는 일반적 오일
코탐추카디	하체관절 통증에 사용, 다소 strong한 오일
마하마사	하체관절 통증에 효과적, 걸을 때 불편한 경우

5) 회춘, 건강증진 오일

오일명	적용방법
발라스와간다디	날씬한 체형의 원기회복, 회춘용 오일
마하마사	체내 영양분 공급
발리야나라야나	에너지 순환, 회춘용 오일

6) 피부오일

오일명	적용방법
무리베나	피추오일, 골절, 운동으로 인한 근육통, 관절염 완화
단완타람	일반적인 근육통, 관절염 오일
브루하트단타팔라	무릎과 팔꿈치 건선에 사용

인도 아유르베다 & 동의아유르베다
INDIAN AYURVEDA & DONGUIAYURVEDA

Ⅶ. 인디언 헤드마사지

1. 인디언 헤드마사지의 장점과 효과
2. 인디언 헤드마사지의 전통적인 오일 종류
3. 인디언 헤드마사지의 트리트먼트 기본동작과 부적응 증
4. 인디언 헤드마사지 관리 전 고객관리 준비와 상담
5. 인디언 헤드마사지 테크닉과 관리 후 조언

인디언 헤드마사지는 인도에서 유래되었으며, 종종 아유르베다 관리로 분류되고 지구상에서 가장 오래된 의료 관습이다.

아유르베다 개념은 바타, 피타, 카파의 세 가지 지배적인 힘으로 작용한다.

바타(공기)는 예술적이고 심한 신경질적 기질을 가지고 있으며, 피타(불)는 공격적이고 충돌적이며 급한 성미의 기질을 가지고 있는 반면에 카파(물)는 자비롭고 애정적이며 몸무게가 늘기 쉬운 경향이 있다. 일반적으로 바타, 피타, 카파 세 가지의 도샤(doshas)로 혼합되어 있다고 생각하지만, 한 가지의 도샤가 지배적이며 세 가지 도샤의 균형은 건강과 웰빙의 완전체이며 불균형은 병과 피로를 초래한다. 또한 인디언 헤드마사지는 신체에 물리적이며 미묘하게 작용하는데 이 미묘한 수준은 에너지 중심 혹은 차크라(chakra)로 알려져 있으며, 치료에 중요한 것으로 알려져 왔다. 차크라는 고대 산스크리트 단어로 '바퀴'라는 뜻에서부터 왔으며, 이것은 공전하는 에너지의 중심이 몸에서 아주 살짝 떨어져 있고 에너지 채널 또는 경락으로 몸과 연결되어 있다.

차크라 중 어느 한 곳에 기능장애가 일어나면 전체 차크라에 불균형을 초래할 수 있고 고객들은 긴장과 스트레스를 받게 된다.

인디언 헤드마사지 관리를 받을 때, 테라피스트는 3가지의 중요한 차크라에 주로 집중하여 관리하며 머리 위와 세 번째 눈, 목 부분은 정체된 에너지에 강력한 효과를 주고 차크라의 균형을 맞추어서 몸이 더욱 균형 잡히게되는 것을 느끼게 도와준다.

1. 인디언 헤드마사지의 장점과 효과

1) 인디언 헤드마사지의 장점

- 옷을 입고 할 수 있으며 장소의 구애를 크게 받지 않는다.
- 관리 시간은 30분 정도이며 오피스 책상 같은 곳에서는 10분 정도로 빠른 관리가 가능하다.
- 모든 사람에게 적절하며(아이들, 어른, 장애인, 임산부 가능) 다른 마사지들이 행해질 수 없는 사람에게도 가능하다.
- 낮은 의자나 기댈 수 있는 소파가 있는 곳이면 시술이 가능하다.
- 시술 시 오일을 사용하지 않아도 된다.

머리와 목과 어깨는 긴장이 가장 많이 쌓이는 모든 에너지의 중심이므로 이 부분을 마사지하게 되면 긴장이 풀어지기 시작한다.

2) 인디언 헤드마사지의 효과

인디언 헤드마사지 관리의 효과는 신체적, 심리적인 부분으로 나눌 수 있다.

(1) 신체적인 효과

- 근육을 안정시킨다.
- 혈액 순환을 촉진하고 머리에 산소공급을 증가시킨다.
- 목과 어깨의 뻣뻣함을 제거한다.
- 림프계 순환 증가, 경직된 근육의 독소를 제거한다.
- 목과 어깨 관절 부분의 유연성을 증가시킨다.
- 두피를 느슨하게 해준다.
- 얼굴마사지 움직임은 두통을 비롯하여 코와 눈의 피로를 도와준다.
- 긴장된 부분들이 풀리며 에너지 상태가 상승한다.
- 헤드마사지는 모낭에 혈액을 공급함으로써 모발 성장을 도와준다.
- 마사지 시에 오일을 사용함으로써 두피와 모발의 상태를 개선한다.

(2) 심리적인 효과

- 안정을 도와준다.
- 잠자리 습관을 개선한다.(불면증 있는 사람 좋다)
- 스트레스 완화(인디언 헤드마사지가 현장에서 유명해진 이유이기도 하다)
- 마음의 자극(고객들의 심리적인 부분을 더욱더 원활하게 해준다)
- 긴장성 두통과 눈의 피로를 없애준다.
- 차크라의 균형을 잡아준다.

인디언 헤드마사지는 오일 없이 관리가 가능하지만, 꼭히 오일을 사용할 시에는 따뜻한 오일을 사용하는 것이 좋다.

탈모증, 천식, 관절염, 허리통증, 비듬, 눈의 피로, 근육긴장, 손상된 머리카락, 스트레스, 정맥두염에 인디언 헤드마사지를 하면 효능이 있다.

코코넛, 참깨, 아몬드, 올리브와 같은 오일들은 헤드마사지에 이용되어 왔으며 유기채소 캐리어 오일들은 피부로 쉽게 흡수되고 내외적인 효과가 있어 가장 많이 사용된다.

2. 인디언 헤드마사지의 전통적인 오일 종류

1) 도샤(doshas)에 맞춘 오일 사용

바타(vata) : 아몬드, 올리브, 참깨, 맥아
피타(pitta) : 아몬드, 코코넛, 선플라워
카파(kapha) : 머스타드, 아몬드

▎**기본 캐리어 오일에 에션셜 오일을 블랜딩하여 사용한다면?**

(10ml의 캐리어 오일에 에션셜 오일 2~3방울이 가장 이상적이다)

- 건조모발 : 제라늄, 샌달우드, 라벤더
- 손상모발 : 샌달우드, 라벤더, 프랑킨센스(유향)
- 대머리 : 레몬, 카모마일
- 탈모 : 주니퍼, 로즈마리, 라벤더
- 비듬 : 로즈마리, 샌달우드, 티트리

2) 전통적인 오일 종류

(1) 참깨오일

전통적인 인도 인기 품으로 강한 향을 내며, 특히 여름에 많이 사용된다.
부종과 근육통증을 가라앉히고 모발이 하얗게 되는 것을 지연시키는 좋은 밸런싱 오일이다.

(2) 머스타드 오일

북인도는 따뜻한 특성으로 유명하며 근육이 따뜻해짐으로써 근육통증을 줄이고 관절염 환자에게도 효과가 좋다. 민감성 피부 환자에게는 피부 염증을 일으킬 수 있으므로 주의하도록 한다.

(3) 올리브오일

일반적으로 요리에 사용되는 무거운 오일로 악 건성 피부나 모발을 관리하는데 주로 사용되어지며 인도에서는 여름에 참깨오일 대신 많이 사용된다.

(4) 아몬드 오일

서부에서 가장 유명한 캐리어 오일로 스웨디시 마사지나 아로마테라피 마사지에 주재

료로 광범위하게 사용되며 아주 가벼운 오일이다. 올리브오일 대신으로 사용하기에 적합하며 정상피부와 건성피부 모발에 사용된다.

(5) 코코넛 오일

정제되지 않은 코코넛 오일은 실온에서 고체이므로 적당한 온기가 필요하며 향이 아름다워 마사지 시에 좋은 밀착감을 준다. 극동부에서 여성의 모발 관리에 사용되는 전통적인 오일 중 하나이다.

3. 인디언 헤드마사지의 트리트먼트 기본동작과 부적응 증

1) 인디언 헤드마사지의 기본동작

경찰법(effleurage)

고타법(tapotment) : 해킹, 테핑, 샴피사지 동작

* 샴피사지 : 인도에서 헤드마사지를 뜻하는 전통적인 용어로 인도어의 헤드 마사지를 일컫는 '샴피'에서 비롯되었음.

유날법(petrissage)

강찰법(friction)

★ **지압점**(pressure points)

지압점은 안면과 목, 두피와 어깨를 중심으로 한 전통 아유르베다 마르마 지압점 마사지에서 파생되었으며, 지압점 마사지는 불안과 청각, 후천성 면역결핍을 경감시키고 시력을 개선시키며 엄지와 검지손가락을 많이 사용한다.

신정혈 : 두통과 비염 통증

인당혈 : 건강의 거울

정명혈 : 두통과 시력 문제

태양혈 : 두통과 비염 통증

거료혈 : 안면근육 긴장과 사이너스(부비강) 통증

지창혈 : 안면근육 긴장

승장혈 : 안면과 구강의 근육 긴장

중부혈 : 감기와 천식

전중혈 : 흉곽 통증과 심계항진

★ **마르마 지압점은** 신체에서 가장 중요한 생명유지 에너지 107개의 포인트이다. 전통적으로 인도 남부에서 시행되어졌으나 현대식 스파관리시에 사용할 수 있도록 변형되어 왔으며, 엄지와 검지손가락을 이용하여 시계방향으로 작은 원을 그리는 동작으로 시작하여 관리사는 점차 원을 크게 그리고 압력을 이용한다.

★ **마르마 지압점은** 균형이 깨지거나 방해를 받으면 고객에게 편안하지 않은 느낌을 주며 허브오일은 마사지에서 전통적으로 사용되는데 스파관리에서는 에센셜오일을 사용할 수 있다.

2) 인디언 헤드마사지의 부 적응증

절대적인 부 적응증	의학적 승인	국부적 사용
접촉성이나 매개성 전염	임신	상처
질병	심장병	타박상
발열	암	반흔(6개월 이내)
약이나 알코올 중독자	의학적 부종	화상
식중독 환자	간질	최근 상해 / 수술
머리나 목 부상	당뇨병	진단 미확정 혹과 충돌
편두통	천식	혈전증
	급성 류마티즘	
	신경계의 급성 문제	
	고혈압이나 저혈압	

3) 인디언 헤드마사지의 부작용

눈물이 날 수 있다.

두통, 현기증

체외로 독소 배출되어질 때 자연스러운 반응으로 몇 시간 내에 사라지지만 증세가 있을 때는 관리 후 많은 물을 마시고 앉아서 휴식을 취하며 24시간 동안 차, 커피, 알코올을 섭취하지 않도록 한다.

피로가 생길 수 있다.

인플루엔자 같은 징조가 나타날 수 있다.

근육통

독소배출로 인한 문제

4. 인디언 헤드마사지 관리 전 고객관리 준비와 상담

1) 상담

모든 스파관리에 있어서 인디언 헤드마사지 전에 철저한 상담과 생활패턴 분석이 중요하며 고객의 생활패턴과 감정적인 상태나 물리적인 상태에 대한 적절한 많은 정보를 확인하는 것이 중요하다. 이는, 고객 관리 시에 적절한 오일 선택을 할 수 있도록 함에 도움이 된다.

(1) 관리 전 호흡

호흡운동은 스트레스가 쌓인 고객들에게 좋으며 상담 후 관리 바로 직전에 수행되는데 고객을 편안하게 세워서 정상적인 호흡 패턴에 초점을 맞추게 하고, 한 번 호흡할 때 점차적으로 긴 숨을 쉴 수 있게 하는 방법이 가장 많이 활용되어진다.

(2) 관리실 준비

인도에서는 전통적으로 고객들이 벤치나 시장에 앉아서 받기도 하지만, 헤드 마사지 전문 의자를 사용하면 좋으며 그렇지 못할 시에는 테라피스트의 높이에 알맞은 낮은 등받이 의자를 사용하여 준비하도록 한다.

(3) 트리트먼트 과정

일반적으로 인디언 헤드마사지 관리 시에 오일을 사용하지 않는 경우가 대부분이지만 꼭 오일을 사용하고자 한다면, 10ml의 캐리어 오일에 에센셜오일 2방울 정도를 블랜딩하여 사용하도록 한다.

안정	웰빙	모발과 두피의 상태 개선
아몬드-장미&샌달우드	코코넛-로즈&로즈우드	호호바-올리브&맥아
코코넛-라벤다&카모마일	코코넛-라임&포도	호호바-맥아&라벤더
아몬드&겨자	아몬드-레몬&라임	깨-로즈마리&샌달우드
	참깨&아몬드	

2) 고객 준비와 스파 위생, 트리트먼트 위한 준비

(1) 고객준비
- 고객이 오일 사용을 원한다면 탈의하고 온 샤워를 하도록 권하며 오일 선택시에는 손등에 소량의 오일을 도포하여 고객으로 하여금 향에 대한 선호도를 체크하도록 한다.
- 고객에게 관리과정을 설명하고 고객이 보이는 곳에서 손을 청결히 하도록 한다.
- 인디언 헤드마사지 관리는 보통 30분 정도 소요되어지지만 경우에 따라서 더 많은 시간을 할애할 수 있다.

(2) 스파 위생
- 청결한 수건과 린넨 가운 준비
- 작업대와 트레이는 고객의 관리가 끝날 때마다 청결하게 정리한다.
- 제품 관리를 청결히 하도록 한다.

(3) 트리트먼트 위한 준비
- 올바른 환경, 건강과 안전, 위생, 전문가 복장, 기록카드, 탈의실, 장비, 생산품, 소모품 등
- 실내복, 마사지 의자에 고객 앉히는 것 돕기, 올바른 고객 자세, 손 씻기, 고객 따뜻하고 안정되고 편안하게 하기, 피부세정, 마사지에 사용할 것 등

(4) 인디언 헤드마사지 장비리스트
- 낮은 등받이 의자: 전문 헤드마사지 의자
- 깨끗한 타올: 크기(대, 중, 소)
- 천연나무로 만든 머리 빗: 관리 전후에 빗질을 하면 좋다.
- 머리 끈: 고객의 머리가 길 경우에 필요하다.
- 얼굴 클렌징 제품: 얼굴 마사지 전에 사용
- 오일 블랜딩 용기
- 아로마 향
- 촛불
- 크리스탈

5. 인디언 헤드마사지 테크닉과 관리 후 조언

1) 인디언 헤드마사지 관리 전 준비단계

(1) 고객의 머리 위에 가볍게 손을 얹고 고객의 눈을 감게 한 후에 천천히 코로 숨을 들이마시고 입으로 내쉬도록 한다. 이때, 테라피스트도 고객과 함께 호흡을 실시하는 것이 중요하다.

(2) 테라피스트 팔의 전완 부위를 고객의 어깨에 가볍게 얹은 후 고객이 숨을 내쉴 때 천천히 체중을 실어 눌러준다.

(3) 테라피스트의 한 손은 고객의 이마에 고정하고 다른 한 손은 머리 후두부를 2분 정도 눌러주도록 한다.

* 준비단계에서 오일을 사용하고자 하면, 고객의 머리 가르마 부분에 약간의 오일을 떨어뜨려 작은 원을 그리면서 머리 전체 두피마사지를 행하도록 한다. 이때, 따뜻한 오일을 사용하면 쉽게 흡수되면서 고객의 긴장을 풀어 주는데 도움이 되니 참고하도록 한다.

2) 어깨와 등 테크닉

(1) 고객의 등에 오일을 이용하여 쓰다듬기 동작을 행한다.

(2) 팔의 전완 부위를 이용하여 어깨를 눌러준다.

(3) 승모근을 엄지로 작은 원을 그리며 문지른다.

(4) 손을 이용하여 어깨에서 등으로 내려가면서 반죽하기 동작을 한다.

(5) 엄지와 네 손가락을 이용하여 승모근 근육을 집어준다.

(6) 어깨에서 등으로 양손의 바깥측면을 이용하여 두드려 준다.

(7) 양손을 사용하여 등에 원을 그리며 문지른다.

(8) 손가락 관절을 사용하여 힘을 어깨부분부터 척추 맨 밑까지 테라피스트의 체중을 가하여 압을 준다.

(9) 엄지 이용하여 어깨부터 척추 맨 아래까지 체중을 가하여 압 준다.

(10) 손바닥을 사용하여 등 아래로 내려가며 쓸어주고 어깨를 가로지르며 쓸어 주도록 한다.

3) 목 테크닉

(1) 목 양 옆을 양 손가락을 이용하여 아래로 문지른다.

(2) 한 손으로 고객의 이마를 받치고 엄지와 네 손가락을 이용하여 목 뒤쪽의 승모근을 잡아준다.

(3) 양 엄지를 이용하여 후두부 아래쪽을 중앙에서 바깥으로 원을 그려준다.

(4) 양 손바닥을 사용하여 후두부 아래쪽을 주무르며 마사지 한다.

(5) 양 엄지를 사용하여 두개골 아랫부분에 압을 준다.

(6) 목의 양 측면을 양 손가락을 이용하여 아래로 내리면서 문지른다.

4) 팔 테크닉

(1) 고객의 머리를 들게 하고 테라피스트 손바닥을 사용하여 팔을 아래로 쓸어 내려준다.

(2) 팔 윗부분 삼각근을 엄지와 나머지 네 손가락 사이로 압박하며 마사지 한다.

(3) 고객의 양 팔꿈치를 테라피스트가 잡고 팔꿈치를 위로 들어 올리면서 고객에게 숨을 들이쉬게 하고 팔을 내리면서 숨을 내쉬게 한다.

(4) 양 엄지를 이용하여 어깨부터 겨드랑이 안까지 끌어내리듯이 마사지 한다.

(5) 팔 위쪽에서 아래로 내려가면서 테라피스트의 손 양 측면을 이용하여 해킹한다.

(6) 손바닥을 사용하여 빠르게 팔을 아래로 내리며 쓸어내려준다.

5) 두피 테크닉

(1) 고객의 머리카락을 양 손으로 번갈아 가며 쓰다듬기 한다.

(2) 손바닥을 사용해서 관자놀이 부분을 짧고 빠르게 비벼준다.

(3) 손가락 끝을 이용하여 두피 전체를 둥글게 원을 그리면서 샴푸하듯이 문질러준다.

(4) 손가락 끝을 이용하여 머리카락을 헝클어트린다.

(5) 고객의 머리카락을 양손 번갈아 가며 쓰다듬기 한다.

(6) 한 손 한 손씩 교차하면서 고객의 머리카락을 가볍게 잡아당긴다.

(7) 머리 양 옆을(측두근) 두드려 준다.

(8) 양손에 깍지를 끼고 손바닥을 사용해서 느리게 두피에 원을 그린다.

(9) 엄지를 사용하여 헤어라인에서 시작하여 족태양방광경을 따라 독맥을 눌러준다.

(10) 고객의 머리카락을 양손으로 쓰다듬기 해준다.

► **헤드마사지가 끝난 후에는 손을 씻도록 한다.**

6) 얼굴 테크닉

(1) 고객의 머리를 테라피스트의 몸 쪽으로 기대도록 요청한다.

(2) 코끝부터 헤어라인까지 독맥을 따라 지압한 후 중지를 이용하여 문지른다.

(3) 이마를 양손 번갈아 가며 쓰다듬기 한다.

(4) 중지와 약지를 이용하여 볼 뼈를 따라 눌러준 후 중지를 이용하여 쓰다듬기 한다.

(5) 엄지와 검지를 사용하여 눈썹을 가로질러 부드럽게 집어준다.

(6) 엄지와 검지를 사용하여 아래턱 라인을 부드럽게 집어준다.

(7) 손가락 끝과 엄지를 사용하여 귓볼을 작은 회전을 그리며 마사지한 후에 귀 전체 관리를 하여준다.

(8) 손가락 끝을 사용하여 가볍고 부드럽게 얼굴을 두드리면서 원을 그려준다.

(9) 중지와 약지를 이용하여 관자놀이에 아주 천천히 원을 그려준다.

(10) 팔의 전완 부위를 천천히 어깨에 올려놓은 후 고객이 숨을 내쉴 때 가볍게 눌러 준다.

(11) 한 손은 고객의 이마에 다른 한 손은 후두부 라인에 손을 얹은 후 2분 동안 눌러 준다.

(12) 고객에게 음양탕을 준비해서 드시게 하고 2~5분 정도 휴식하도록 한다.

▶ 관리가 끝나면 테라피스트는 손을 빨리 씻도록 한다.

메모

7) 상황에 맞춘 마사지 방법

긴장풀기	• 쓰다듬기와 문지르기 동작을 증가 하도록 한다. • 모든 움직임과 보폭을 천천히 하도록 한다. • 마사지 시에 고타법은 생략 하도록 한다.
들어올리기	• 모든 움직임을 빠르고 경쾌하게 하도록 한다. • 누르는 부분과 두드리기를 더 늘리도록 한다. • 마사지할 때 힘을 더 주어서 누르도록 한다.
웰빙	• 복식 호흡을 하도록 한다. • 얼굴과 두피를 더 오랜 시간 동안 관리 하도록 한다. • 쓰다듬기를 많이 하고 림프의 흐름을 원활하게 하도록 한다.

8) 인디언 헤드마사지 관리 후 조언

(1) 관리 후에 고객의 긴장을 풀게 하고 따뜻한 물 한잔을 마시게 한다. 허브 차 혹은 과일 음료를 마셔도 된다.

(2) 관리 후에 고객이 약간 어지러울 수 있으므로 서두르지 않게 함이 중요하다.

(3) 관리 후 나타나는 반응에 대해서 고객에게 전달하고 관리 효과를 높이기 위하여 홈 케어를 위한 조언이 중요하다.

(4) 관리 후 하루 동안은 휴식을 취하도록 하고 몸이 스트레스가 없는 상태로 유지해야 하므로 물리적인 운동은 많이 하지 않는 것이 좋다.

(5) 많은 양의 물 또는 허브티를 마시도록 하며, 관리 후에 몸은 계속 독소를 제거하려고 할 것이기 때문에, 카페인이 함유된 커피나 차 같은 음료와 알코올은 24시간 동안은 피하도록 한다.

(6) 마사지 시에 오일을 사용했다면 6~8시간 정도는 오일의 효과를 최대화하기 위하여 바로 닦아내지 말고 그대로 두는 것이 좋다.

Ⅷ. 동의아유르베다 배경과 체질별 분류 및 특징

1. 동의아유르베다(DonguiAyurveda) 배경
2. 동의아유르베다(DonguiAyurveda) 체질별 분류와 특징

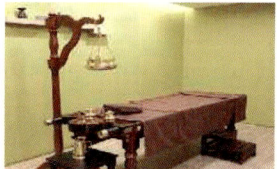

1. 동의아유르베다(DonguiAyurveda) 배경

5,000년 이상의 역사를 가진 인도 아유르베다(Ayurveda)는 '생활의 지혜, 생활의 과학'이라는 뜻으로 이미 오랜 역사 속에서 인도인들은 아유르베다를 대체의학으로 생활 속에서 접해 왔다. 현재도 많은 병원에서 40여 종류 이상을 브랜딩 한 약초오일을 이용하여 통증부위에 적용하고 치유를 유도하는 아유르베다 마사지를 실행하고 있으며, 아유르베다 마사지를 전문적으로 교육하는 아유르베다 대학교도 여러 곳이 있다.

인도의 아유르베다 마사지를 접하면서 한국인들은 한국의 '한의학'과 같은 것이라고, 한국에서 자생하는 한약재를 얘기하고, 병증에 맞는 여러 약재를 섞어서 달여 한약으로 복용하는 한의학의 한약과, 인도의 여러 약재를 섞어서 오일로 만든 후 병증에 맞는 오일을 몸에 발라서 침투시켜 치유를 하는 등의 인도 아유르베다와 한국 한의학의 비슷한 면들을 예로 들면서 이해하기 쉽게 한국의 한의학과 같은 것이라고 표현한다. 사실이 그렇다.

한국인 피부관리사들의 손맛이 좋다는 것은, 전 세계가 인정하는 수준이라고 해도 과언이 아닐 것이다. 그러나 정작 대한민국만의 마사지는 없는 것이 참으로 안타까운 현실이다. 동양의학에 기준한 기혈관리(경락관리)가 있지만, 맹인들의 유일한 직업인 '안마'와 경락관리가 연계되면서 그마저도 우리 피부관리 영역에서 사용하지 못하게 된 안타까운 현실이 지금의 한국 피부관리 실정이다.

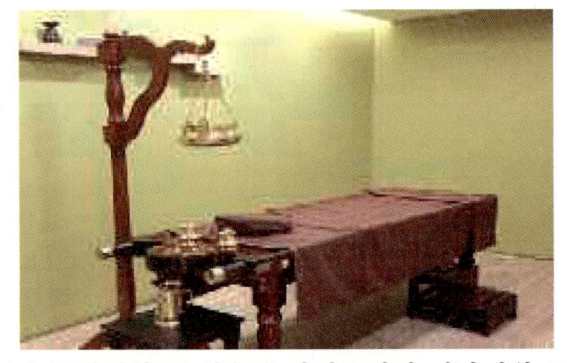

지난 2017년 01월06일 정화예술대학교 평생교육원에서 아유르베다 마사지 수업을 이수한 분들과 함께 9박 10일간 인도 자이푸르에 위치한 '아유르베다 국립대학교' 연수를 다녀오면서 지난세월 동안의 모든 노하우를 풀어서 대한민국 미용의 역사 현장인 정화예술대학교에서 인도의 아유르베다 마사지를 기반으로 하여, 우리나라 한의학을 접목시키고 동양의학의 기혈관리를 참조로 한, 한국인들이 좋아할 수 있는 우리나라 고유의 테크닉을 구사하고자 생각하는 계기가 되었다.

인도에 인도 아유르베다가 있듯이 한국에는 동의아유르베다가 있다는 것을 인지함이 가장 의미 있고, 건강을 의식하는 현대 트렌드에 부각되는 부분이라고 생각하여 '동의 아유르베다'라는 명칭을 정하고 '동의아유르베다' 창업 컨설팅을 준비하게 되었다. 동의아유르베다 프로그램은 앞에서 어필했듯이 인도 아유르베다를 기반으로 하여 한국의 한의학을 접목하고, 한국의 피부관리사들의 손맛을 최대한 살릴 수 있는 프로그램으로 구성했다.

2. 동의아유르베다(DonguiAyurveda) 체질별 분류와 특징

1) 사람이 태어나서 성장하기까지의 과정 분류

(1) 여자

① 07세 : 신기가 왕성해져 치아를 갈고 머리카락이 길게 자란다.
② 14세 : 천계(생식능력)에 이르러 임맥이 통하고 태충맥은 왕성해져 월경이 나오므로 잉태할 수 있다.
③ 21세 : 신기는 온몸에 골고루 퍼지며 마지막 어금니가 나오고 키가 다 자란다.
④ 28세 : 근골이 견고해지고 모발이 다 길어진다. 기골이 장대해 진다.
⑤ 35세 : 양명맥이 쇠하므로 얼굴이 마르기 시작하고 머리털이 빠지기 시작하고 42세가 되면 삼양맥이 위에서부터 쇠약해져서 얼굴에 윤기가 없어지고 머리털이 희기 시작한다.
⑥ 49세 : 임맥이 허해지고 태충맥도 쇠약해져 천계가 고갈하며 월경이 없어지고 몸이 약해지므로 아이를 낳지 못하게 된다.

(2) 남자

① 08세 : 신기가 가득차서 머리카락이 길게 자라며 이를 갈게 된다.
② 16세 : 신기가 왕성해지고 천계에 이르게 되어 정액이 나오게 되며 음양이 조화되기 때문에 아이를 낳을 수 있다.
③ 24세 : 신기는 온몸에 퍼지고 근골이 강해진다. 마지막 어금니가 나고 키가 다 자란다.
④ 32세 : 근골이 건강해지고 근육도 단단해진다.
⑤ 40세 : 신기가 쇠약해지고 머리털이 빠지기 시작하며 치아가 약해진다.
⑥ 48세 : 양기는 위에서부터 쇠하므로 얼굴이 초췌해지고 수염과 머리털이 희기 시작한다.
⑦ 56세 : 간기가 쇠약해져 근육이 잘 움직이지 않으며 천계는 고갈하고 정액이 줄어들고 신이 허약해지며 몸도 쇠약해진다.

⑧ 64세 : 치아와 머리털이 빠진다.

2) 오행과 장부와의 관계

	목	화	토	금	수	상화
음	간	심	비	폐	신	심포
양	담	소장	위장	대장	방광	삼초

3) 오행과 각 장부의 지배부위

(1) 목(간, 담)
① 봄, 새벽, 흰색, 바람, 계획, 결정, 학문추구, 한숨 잘 쉼, 눈물 잘 흘림, 신맛, 동쪽, 유년시절
② 얼굴(눈), 몸통(목), 관절(고관절), 발가락, 근육

(2) 화(심, 소장)
① 여름, 오전, 홍색(적색), 열, 행동, 구체화, 명예, 딸꾹질, 땀, 쓴맛, 남쪽, 청년시기
② 얼굴(혀), 몸통(얼굴), 관절(주관절), 상완, 피

(3) 토(비, 위장)
① 장하, 한낮, 황색, 습, 지속적, 추진, 생산, 트림, 침 흘림, 방향(중간), 장년시기
② 얼굴(입), 몸통(배통), 관절(슬 관절), 대퇴부, 살

(4) 금(폐, 대장)
① 가을, 오후(일몰), 백색, 건조, 마무리, 정리, 권력, 재채기, 콧물, 매운맛, 서쪽, 노년시기
② 얼굴(코), 몸통(가슴통), 관절(수 관절), 하완, 피부

(5) 수(신장, 방광)
① 겨울, 밤, 흑색, 냉, 보존, 발전, 재물추구, 하품(수 기운 약할 시), 오줌, 짠맛, 북쪽, 현궁시기
② 얼굴(귀), 몸통(배꼽아래 전체), 관절(족 관절), 종아리 아래로, 뼈

(6) 상화(심포, 삼초)
① 환절기(연결고리), 진저리, 떫은맛
② 얼굴(표정), 관절(견 관절), 손가락, 손목 밑 전체, 호르몬선 내분비

2) 오행체질별 분류와 특징

(1) 목형

① 얼굴형 : 직사각형(계란형)

② 특징

▶ 간, 담이 건강하면?

따뜻하고 온화하고 부드러우며 인자하고 시적이고 문학적이다.
교육적이며 매사에 의욕이 왕성하다.
잠이 적고 계획적이며 행동력이 강하다.
어질고 정직하며 정신력 강하고 추진력 있다.
자신감과 인내심, 담력이 있으며 여유와 무게가 있다.

▶ 간, 담이 병이 들면?

조급하고 불안하며 늘 피로하고 긴장한다.
신경질적이며 화를 잘 내고 폭력적이다.
폭언, 잔소리, 냉소, 비꼬고 무시한다.
소리 지르고 욕하고 약 올리고 심술궂다.
쉽게 결단하고 자포자기 하며 한숨을 잘 쉬고 결벽증 있다.
노처녀 많다.

▶ 육체적인 증상

닭살 잘 돋으며 얼굴색이 푸르다(면청)
입이 쓰고 백태 잘 생기며 근육통과 경련(근육) 잘 일어난다.
전후 굴신 불가, 요통, 편두통, 편도선 문제 잘 생긴다.
새벽에 복통 잘 일어나며 탈장 잘 생긴다.
야뇨증, 뇨, 변폐, 살이 야위고 눈물 나고 눈이 시다.
손, 발톱에 이상 생기며 사시 생긴다.
잠꼬대, 이빨 갈며 몽유병 생긴다.
음부소양증, 위축증, 구토, 설사 잘하며 경기 잘한다.
가래 잘 생기며 목이 굵어지고 늑막염 생긴다.
간, 담과 관계되어 있는 모든 질환

(간장, 담낭, 간경, 담경, 대맥, 눈, 목, 고관절, 발, 편도선, 근육)

- ▶ **직업** : 교육자, 문필가, 문인, 행정가, 화가
- ▶ **기호식품** : 단것과 매운맛 좋아한다.
- ▶ **습관** : 타인 칭찬 잘한다. 희망적인 말을 잘 쓴다.
- ▶ **취약점** : 약 올리면 화 낌에 응한다.
- ▶ **간, 담 기능 강화식품(신맛)**

    곡식 : 국수, 메밀, 밀, 보리, 팥
    과일 : 귤, 딸기, 포도, 모과, 자두, 사과, 앵두, 유자, 매실, 잣, 호두, 땅콩
    야채 : 부추, 깻잎, 신 김치
    육류 : 닭고기, 계란, 메츄리, 보신탕
    조미료 : 식초, 건포도, 참기름, 들기름
    차 류 : 들깨차, 땅콩차, 유자차, 오미자차, 오렌지, 사이다

(2) 화형

① 얼굴형 : 역삼각형(뜨겁고 화려하고 밝다)
② 특징

- ▶ **심, 소장이 건강하면?**

밝고 뜨겁고 정열적이며 환하다.
탐구적이고 본인 희생하며 질서를 중요시 여긴다.
아름답고 화려하고 화사하며 환상적이다.
추진력 있으며 저돌적이고 용감하고 자신감 있다.
육감 예민하며 예술적이고 예절 바르며 체육 좋아한다.

- ▶ **심, 소장이 병이 들면?**

지나치게 울고 웃으며 즐거워한다.
화를 잘 내며 깜짝깜짝 놀래고 버릇이 없다.
신경질적이며 딸꾹질 자주 한다.
돌격적이며 사생결단 하자고 대든다.
폭발적이고 열을 싫어하며 입에서 쓴 내와 단내 난다.

가슴 두근거리며 꿈이 많고 짝사랑 한다.
사치 잘하고 야하며 존칭 잘 안 쓴다.
교만하고 오만하고 불순하고 급하다.

► 육체적인 증상

얼굴이 붓고 땀이 많고 심장에 통증 느낀다.
목이 잘 마르며 어깨 잘 아프다(견갑골통)
주관절통과 양볼 붉어진다.
소지 부자유(저리고 뻣뻣해짐), 좌골신경통, 혀에 이상 잘 생긴다.
말 더듬고 가슴 시리고 숨이 차며 하혈 잘 한다.
면종(여드름, 진물), 습관성 유산, 불임증, 생리통, 면 홍, 눈 붉어짐
심, 소장과 관계되어 있는 모든 질환
(심장, 소장, 심경, 소장경, 류마티스, 디스크, 좌골신경통, 주관절, 얼굴, 혀, 피, 혈관)

► 직업 : 체육인, 예술가, 언론인

► 기호식품 : 맵고 짠 것

► 언어습관 : 이상적인 미래를 표현(꿈꾸듯이)
　　　　　　무조건 예쁘다고 하면 좋아하고 칭찬을 가장 좋아한다.

► 심, 소장 기능 강화식품(쓴맛)
　곡식 : 수수
　과일 : 살구, 은행, 자몽, 해바라기
　야채 : 상추, 쑥갓, 쑥, 냉이, 건대, 셀러리, 씀바귀, 고들빼기, 더덕, 도라지,
　　　　풋고추, 육모초
　육류 : 염소, 사슴, 참새, 메뚜기, 곱창
　조미료 : 술, 짜장, 면실 류
　차 류 : 홍차, 작설차, 커피, 영지, 쑥차, 녹즙, 누룽지차

(3) 토형

① 얼굴형(둥근형)

② 특징

► 비, 위장이 건강하면?

확실하고 철저하며 정확하고 틀림없다.
일편단심, 외골수다.
신용 있으며 잘 따진다.
완벽주의로 직접 일하며 배운대로 한다.
화합, 끌어 모음, 결합, 통일 시키려고 한다.
고정, 밀집, 단단, 굳건하게 한다.
명령대로 시행한다.(융통성이 없다)

▶ 비, 위장이 병이들면?

공상, 망상이 많으며 호언장담한다.
쓸데없는 생각 잘하고 생각 깊고 거짓말 잘한다.
의심 많으며 미련하고 게으르고 반복해서 말한다.
확인하고 또 확인한다.
부담스럽고 거추장스럽게 생각하며 트림 잘 한다.
단 것 좋아하고 곯은 냄새 난다.

▶ 육체적인 증상

슬 냉, 슬 통, 전두 통, 족지(족 1,2지 뻣뻣하고 저리고 아프다)
복명, 입과 입술이상, 비만증, 뒤꿈치 갈라짐, 눕기를 좋아한다.
속이 쓰리고 도포증 있으며 와들와들 잘 떨린다.
이마 검고 몸 전면에 열이 잘 난다.
얼굴에 개기름 흐르고 코끝이 빨갛다.
음식 맛(무맛) 모르며 식욕이상 항진, 면 황, 위 무력함, 위하수증
위, 비장과 관계되는 모든 질환
(위암, 위궤양, 비장암, 생리연관, 배, 무릎, 대퇴부, 입, 입술)

▶ **기호식품** : 짠 맛, 신 맛

▶ **직업** : 농업, 요식업, 생산직(식물 잘 키운다)

▶ **언어습관** : 비관적, 슬프게 말한다.

▶ **설득방법** : 이치에 맞게 설명하면 응한다.

► 비, 위장 기능 강화식품(단맛)
　　곡식 : 기장
　　과일 : 단맛 나는 과일(참외, 호박, 감, 대추)
　　야채 : 미나리, 마, 시금치, 고구마줄기
　　육류 : 소, 토끼, 동물의 위와 지라
　　근과 류 : 고구마, 칡뿌리, 감초, 인삼
　　조미료 : 꿀, 엿기름, 마아가린, 버터, 설탕
　　차 류 : 꿀차, 칡차, 구기자차, 두충차, 인삼차

(4) 금형

① 얼굴형: 정사각형

② 특징

금형은 상대 제압의 느낌을 주어 상대를 긴장시키고 부드러움이 없다.
지도자가 되려면 금의 형태로 바뀌어야 한다는 말도 있다. 전반적인 느낌이 가을과 같으며 다소 극단적이고 냉정할 수 있는 반면에 다양한 형태로 나타나기도 한다.

► 폐와 대장 건강하면?
지도력과 의리 있으며 준법정신이 강하다.
규칙적인 것 좋아하며 매사 획일성(일관성) 있다.
승부욕, 상전기상, 정리 잘하고 자존심 강하다.
마무리 정확히 잘 한다.

► 폐와 대장 병들면?
비관적이고 슬퍼하며 눈물을 많이 흘린다.
염세주의자 많다.
자살 확률 높다.
동정심 지나치게 강하며 건조한 것 싫어하고 몸에서 비린내 난다.
고집이 세고 독재를 주장하며 말의 형태는 곡소리(우는소리)이다.

► 육체적인 증상
견비통, 코피, 콧물, 비염, 축농증, 피부병 일체, 기침, 천식
가슴 팽만감, 변비, 치질, 치루, 탈 항, 장명음, 폐염, 암, 대장암, 직장암

모든 병이 동시다발로 올 수도 있고 항상 2-3가지의 병이 따라다닌다.
폐, 대장과 관계되는 모든 질환
(폐, 대장, 임맥, 피부, 체모, 손목, 가슴, 항문)

► **직업** : 군인, 경찰, 정치가, 지도자, 법관, 검찰

► **설득방법** : 슬프게 말하면 된다.(동정심 유발)

► **폐, 대장 기능 강화식품(매운맛)**
  곡식 : 현미, 율무
  과일 : 배, 복숭아
  야채 : 파, 마늘, 양파, 무, 배추, 달래
  근과 류 : 양파, 무류
  육류 : 생선, 조개류, 동물의 허파나 대장, 말, 고양이고기
  조미료 : 박하, 후추, 생강, 겨자, 와사비, 계피
  차 류 : 생강차, 율무차, 수정과, 계피차

(5) 수형
① 얼굴형: 삼각형(겨울의 특성과 습성)
② 특징

► **신장, 방광 건강하면?**
저장성, 지구력, 지혜, 잘 참고 견딘다.
수학적, 과학적, 기계적이다.
정력 강하고 생식능력 뛰어나다.
내성적이며 잘 양보한다.
새로운 의견제시 잘하며 끊임없이 연구 개발한다.
노래 잘한다.

► **신장, 방광 병들면?**
부정적이고 매사 반대이고 저항하고 반항한다.
안 되는 것을 된다고 생각하고 되는 것은 안 된다고 생각한다.
엄살 부리고 궁상 잘 떤다.(생리 도벽 있다)
놀고먹자고 하며 책임을 전과하고 핑계를 댄다.

동반자살 한다.

공포증 있으며 무서워한다. 겁이 많다(밤과 겨울에 심함)

► 육체적인 증상

얼굴 두 뺨에 검은색 감돌며 하품 잘한다.

식욕 부진하고 얼굴 전반적으로 검다.

말할 때 신음소리로 하며 후두통이 있다.

오금과 종아리 통으로 고생하며 족 관절통 있다.

소변빈삭, 이명, 중이염, 눈알이 빠질 듯이 아프다.

골과 뼈, 골수 힘줄에 병이 잘 생기며 침 잘 흘린다.

요통, 신부전증, 신석증, 부종 잘 생긴다.

적혈구 부족 증, 근시나 원시 많다.

신장, 방광과 관계되는 모든 질환

(신장, 방광, 뼈, 골수, 힘줄, 귀, 허리, 이빨, 머리털, 음부, 겨드랑이 털)

► **직업** : 수학자, 과학자, 음악가, 연구가

► **언어습관** : 항상 말할 시 의견 제시하고 빙빙 돌려서 말하거나 꼬아서 말한다.

► **기호식품** : 쓴 맛과 단 맛 좋아한다.

► **신장, 방광 기능 강화식품(짠맛)**

    곡식 : 콩, 서먹태콩(약콩)

    과일 : 밤, 수박

    야채 : 해초류, 미역, 다시마, 김, 콩 떡잎, 파래

    조미료 : 된장, 간장, 두부, 소금

    육류 : 돼지고기, 해삼, 개구리, 굼벵이, 지렁이, 각종젓갈류(명란, 조개, 새우젓 등)

    근과 류 : 마

    차 류 : 베지밀, 두유

(6) 상화형

오행의 고리 역할을 하여 질서, 조화 이루어진다.

① 얼굴형: 계란형(옛날 기생형의 얼굴)

    오장육부가 가장 발달한 형으로 재주가 많은 형이다.

② 특징

▶ 심포, 삼초 건강하면?

다재다능, 능수능란, 임기응변(팔방미인) 좋다.
천재, 차분하다. 생명력, 저항력 강하다.
순발력, 초능력, 정력적이다.
한열에 대한 저항력 강하다.
중노동에 대한 저항력 강하다.
병균에 대한 저항력 강하다.
중재하는 능력 뛰어나다.

▶ 심포, 삼초 건강하지 않으면?

불안, 초조, 지저분하고 우울증 생긴다.
울화 치밀고 수줍고 심 번하고 아니꼽고 창피하고 요령피우고 잔꾀 쓴다.
잘난 척하고 이간질, 간신질하고 집중력 없으며 헛것이 보인다.
부산하고 심란하며 각종 저항력 없고 늘 피곤하다.
항상 무기력하고 하는 일 없이 표정이 거꾸로 된다.
실수 잦고 기분이 찝찝하다.
어울리지 않는 말을 하고 행동하고 옷을 입는다.
이유 없이 피곤하고 무력하며 진저리 잘치고 몸이 갑자기 떨린다.
임파 액이 잘 뭉치며 심계항진, 울화통, 심통, 열이 오른다.
한열에 대한 조절능력 상실하며 멍이 잘 든다.
상처 잘 생기고 잘 아물지 않는다.
신경성, 심인성 질환 있으며 갱년기 장애 있다.
과민성 질환 생긴다.

▶ 육체적인 증상

손바닥에 땀 잘나며 뜨겁다.
피부에 습진 잘 생기고 갈라진다.
심계항진, 말 더듬고 한열왕래, 헛기침, 면 홍, 매핵, 흉반통
임파 액 뭉침(사리, 멍울, 혹, 돌기된 증상), 목이 붓는다.

갈증 잘 생기고 꼬리뼈 아프다.

소변곤란, 생리곤란, 신경성 소화불량, 각종 신경성 질환

무명지(5지)와 중지가 뻣뻣해지며 청력 약화, 신진대사 불량

어깨 무겁고 뻐근하고 빠지는 것 같으며 손발 저리고 떨린다.(수전증)

손발 쥐가 나며 부정맥, 빈맥, 전관절염(류마티스), 손 관절, 견 관절

후증, 통증이동, 저림 중 이동, 혈소판 부족 중 생긴다.

심포, 삼초와 관계되는 모든 질환

(심포, 삼초, 견 관절, 손, 표정, 각종 임파액)

▶ 직업 : 상담업, 중개업, 언론인, 변호인 외 모두 좋다.

▶ 심포, 삼초 기능 강화식품(떫고 담백한 맛)

　곡식 : 옥수수, 녹두, 조

　과일 : 바나나, 아몬드, 토마토, 땡감, 도토리

　야채 : 오이, 가지, 콩나물, 고사리, 양배추, 우엉, 송이버섯, 두릅, 아욱, 숙주나물

　육류 : 양고기, 오리고기, 오리 알, 꿩, 번데기, 오징어, 명태

　근과 류 : 감자, 토란, 당근, 죽순

　차 류 : 요쿠르트, 포카리스, 토마토 쥬스, 솔잎차, 감잎차, 각종이온음료

인도 아유르베다
&
동의아유르베다
INDIAN AYURVEDA & DONGUIAYURVEDA

IX. 동의아유르베다 오일 종류와 적용법

1. 당귀 오일의 효능과 적용방법
2. 계피 오일의 효능과 적용방법
3. 도라지 오일의 효능과 적용방법
4. 하수오 오일의 효능과 적용방법
5. 건강(건생강) 오일의 효능과 적용방법
6. 구기자 오일의 효능과 적용방법
7. 감초 오일의 효능과 적용방법
8. 박하 오일의 효능과 적용방법
9. 오미자 오일의 효능과 적용방법
10. 우슬 오일의 효능과 적용방법
11. 천궁 오일의 효능과 적용방법
12. 황기 오일의 효능과 적용방법
13. 쑥 오일의 효능과 적용방법
14. 동의아유르베다 입욕제

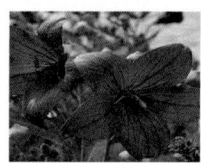
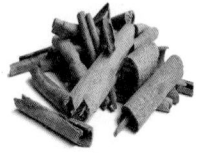

1. 당귀 오일의 효능과 적용방법

당귀는 참당귀의 뿌리 부분으로 한국과 중국, 일본 등에 분포하는 미나리과에 속하는 여러해살이 풀이다. 1~2m의 높이에 자주 빛을 띠는 줄기와 꽃이 향기가 많은 식물로 열매는 타원형이며, 넓은 날개가 가장자리에 달려있다. 보통 잎과 줄기를 날 것으로 먹거나 나물로 무쳐먹고, 뿌리인 당귀는 한방에서 진정제, 강장제와 치질, 빈혈 등에 쓰인다. 또한 당귀의 한자 뜻은 남편이 집에 돌아온다고, 시집가는 신부가 반드시 챙겨야 할 상비약이라는 뜻에서 연유했다고 한다. 이러한 이름처럼 여성 질병에 탁월한 효능이 있으며 10월 중순~11월 상순에 잎이 누렇게 변하면 수확한다.

당귀의 맛은 달고 매우며, 성질은 따뜻하고 독이 없는 약초이다.

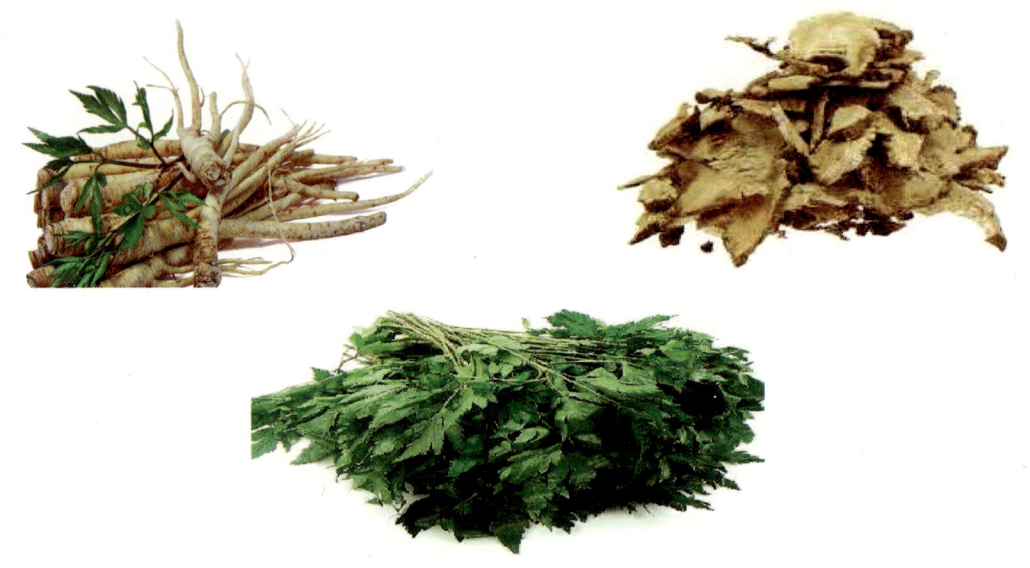

1) 당귀 오일의 효능과 적용방법

- 치매효과, 혈액순환, 항산화작용, 활성산소제거, 진통효과, 혈압강하, 빈혈, 생리통, 폐경, 하혈, 치질, 출산 후 과다출혈, 피부미용 효과
  (건조피부, 진정작용, 미백, 보습효과 등)
- 전신관리 시에는 당귀오일을 따뜻하게 데워서 몸에 바르고 침투시켜 준다.
- 얼굴관리 시에는 충분한 당귀오일을 사용하여 얼굴 근육 결에 맞추어 15~30분 정도 마사지 후 티슈로 가볍게 닦아주고 기초화장을 하도록 한다.

- 당귀 오일의 성분은 데커신, 데쿠시놀, 철분, 엽산, 비타민B 등으로 구성
- 부작용

    몸에 열이 많은 사람은 두통, 속 쓰림, 설사할 수 있다.

    배가 더부룩하거나 대변이 묽고 만성설사를 하는 사람에게는 좋지 않다.

    여성들 자궁수축 기능이 있기 때문에 임신 중에는 금하도록 한다.

2. 계피 오일의 효능과 적용방법

계피는 전 세계적으로 가장 잘 알려져 있는 향신료 중 하나이며, 약용, 요리용, 미용 용도로 아주 가치 있게 여겨진다. 이 향신료는 실론계피나무(Cinnamomum verum tree)에서 추출된 향신료이며, 음료 및 디저트를 만들기 위해 사용되지만 많은 자가 요법의 주재료로도 사용된다.

또한 계피는 방향작용이 아주 두드러져서 향수, 방향제, 집안 청소제를 만드는데도 사용되며, 항 박테리아 성분 및 항산화제가 풍부하여 외용 및 내복용 활용도가 많고 건강에 영향을 미치는 다양한 세균을 효과적으로 없애준다.

재료들의 조합이 염증을 완화하고 활성산소로 인한 세포 손상을 방지하여 피부질환 및 면역계 질병과 문제를 완화하는데 이상적이다.

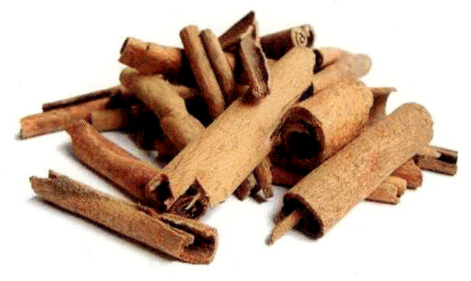 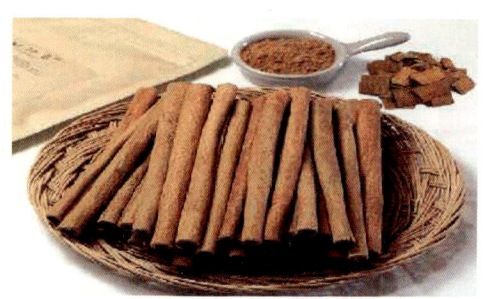

1) 계피 오일의 효능과 적용방법

(1) 감기예방

계피 오일을 바르거나 먹으면 독감 및 감기로 인한 불편한 증상을 예방하고 완화해준다. 계피의 성분이 기도를 뚫어주고, 코 막힘을 완화하며 이를 유발하는 바이러스와 박테리아의 제거를 촉진한다.

(2) 당뇨

식 생활 시에 계피 오일을 두 세 방울 넣으면 당뇨완화 효능 있다.

(3) 관절염

혈액순환을 촉진하고 염증을 완화해 주어 통증과 움직임의 불편함을 줄여 주어 관절염 및 뼈 관련 질환 환자들은 계피오일을 바르면 증상완화를 기대할 수 있다.

(4) 피부감염해소

계피 오일은 피부의 모공을 통해 쉽게 흡수되며 항 박테리아 효과가 있어 주기적으로 사용하면 모든 종류의 피부감염을 완화할 수 있다. 무좀, 건선 및 기타 피부 건강에 영향을 미치는 질병이 있는 환자들에게 좋다.

(5) 피로완화

계피 오일은 혈액순환 촉진과 뇌로 향하는 산소공급을 돕고 에너지 사용을 최적화 하여 신체적, 정신적 피로의 증상을 완화하는데 도움을 준다.

(6) 질염완화

샤워 시에 계피 오일을 소량 섞어서 사용하면 감염에 대처하는 질의 PH균형을 유지하도록 하여 박테리아와 효모가 생기는 것을 줄일 수 있어 가려움, 분비물, 악취 등의 증상을 조절해 준다.

(7) 계피는 강한 항균성으로 인하여 수족냉증, 허리 및 무릎통증, 작은 혈관, 복통, 구토, 이질, 배뇨 등의 질환치료에 좋으며 독감예방에도 좋다.

3. 도라지 오일의 효능과 적용방법

'동의보감'에서 도라지(=길경)는 성질이 약간 따뜻하며 맛이 매우면서 쓰고 독이 약간 있다. 폐기로 숨이 찬 것을 치료하고 모든 기를 내리며, 후비증 및 목구멍과 옆구리, 뱃속이 그득하고 아픈 것을 치료한다. 음력 2월과 8월에 캐어 햇볕에 말린다.

길경은 모든 약 기운을 끌고 위로 올라가면서 아래로 내려가지 못하게 한다. 또한 기혈도 끌어올린다. 도라지에 있는 사포닌 성분은 용혈작용이 있으므로 주사제로 사용해서는 안된다. 대량으로 사용하면 오심구토를 유발할 수 있으며, 병증에 대해서 증상이 호전

된 뒤에는 복용을 곧 중지해야 하며 장기간 복용해서는 절대로 안된다.

특유의 단맛 때문에 먹기에 좋을 뿐만 아니라 마른기침과 가래 등에 탁월한 효능이 있다. 또한 강장제 역할을 하기 때문에 피로한 분들에게 아주 좋다.

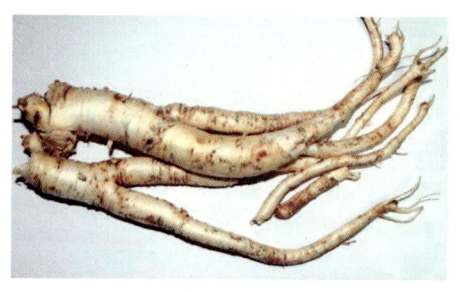 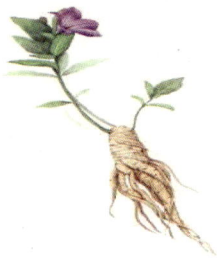 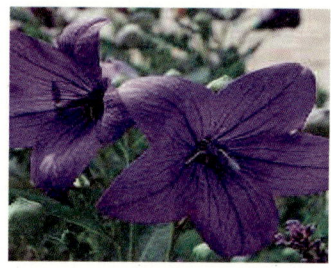

1) 도라지 오일의 효능과 적용방법

(1) 호흡기 질환의 치료
면역력이 약하신 분들에게 좋다.

(2) 혈관계 질환에 효능
콜레스테롤을 저하하는 효능이 있어 혈관계 질환에 좋은 식품이다.

(3) 당뇨병
혈당수치를 정상적으로 만들어 주는 효능 있다.

(4) 면역력 강화
사포닌, 비타민C, 철, 인 등이 함유되어 있어 면역력 강화 시켜준다.

(5) 피부진정 효능
피부를 진정해 주는 효능이 있으며 특히 여드름성 피부질환에 좋다.
성장기 청소년 혹은 성인 여드름에도 좋다.

(6) 목의 염증 치료
목구멍이 붓고 염증 생기는 증상을 치료해 주는 효능이 있다.

(7) 스트레스 완화
신체의 긴장을 풀어주므로 인해 스트레스 완화 효과 있다.

사포닌, 칼슘, 철분, 무기질, 단백질, 비타민 및 섬유질이 풍부한 알칼리성 식품으로 뱃속의 냉기는 물론 한열을 없애주는 역할과 폐의 기능 활성, 인후의 보호작용 등 호흡기 질환에 좋은 약으로 쓰인다. 도라지 효소는 도라지의 효능과 효소의 효능을 두루 갖고 있어 만성기관 질환이나 오래된 감기, 특히 아토피에 탁월한 효과 있다. 도라지를 장기간 복용하면 말리는 성질로 인해 만성기침과 같은 증상이 나타날 수 있다. 이럴 때는 더덕을 사용하여 말려버린 진액을 다시 보충해 주어야 한다.

4. 하수오 오일의 효능과 적용방법

예로부터 하수오는 신장 기능을 튼튼하게 하여 정력을 높이고 머리카락을 검게 하며 병 없이 오래 살게 하는 약초로 이름이 높다. 간장의 기능을 좋게 하여 피곤함을 없애고, 살결을 곱게 하며, 뼈와 근육을 튼튼하게 하고 심장을 튼튼하게 하여 신경쇠약이나 불면증 등에 효과가 있다. 조혈작용이 뛰어나 빈혈치료에도 좋고 만성변비에도 뛰어나며 여성의 생리불순, 자궁염 등에도 두루두루 널리 쓰인다.

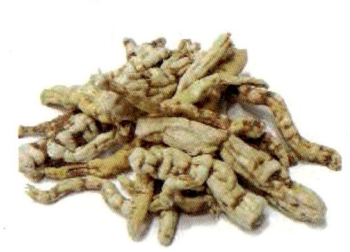 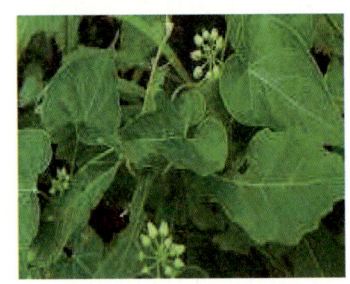 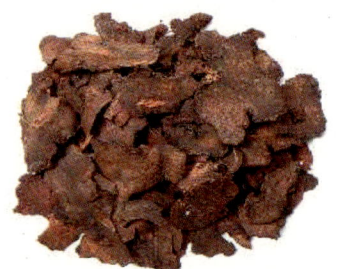

1) 하수오 오일의 효능과 적용방법

(1) 흰머리를 검게 할 만큼 자양 강장, 원기회복에 효능이 있다.

(2) 빈혈, 신경쇠약, 불면증 등에 효능이 있다.

(3) 신장과 간의 기능을 강화하고 피부를 윤택하게 하는 효능이 있다.

(4) 근육과 뼈를 튼튼하게 하는 효능이 있다.

(5) 동맥경화를 예방하고 변비를 완화시키는 효능이 있다.

(6) 신경통, 고혈압, 고지혈증 등 여러 성인병에 효능이 있다.

(7) 게르마늄 성분을 함유하여 탈모를 예방하고 모발을 윤택하게 한다.

5. 건강(건생강) 오일의 효능과 적용방법

'신이 내린 선물'인 생강의 대표적인 효능은 신진대사 기능 회복 및 해독기능이다. 생강의 매운맛을 내는 '진게론'과 '쇼가올'성분이 이러한 생강의 효능을 내는 데 큰 역할을 한다. 이 성분들은 티푸스와 콜레라균 등에 강한 살균작용을 해 감기약으로도 효과를 발휘한다. 생강은 정력보강 효과도 있다. 실제로 생강을 의미하는 단어인 'ginger'가 '정력, 원기'를 뜻하며, 아리비안나이트에는 생강을 '신이 내린 정력제'로 표현하기도 했다.

생강은 몸을 따뜻하게 하고 항산화 효과가 뛰어나며 활성산소에 의한 유전자 손상을 막아 생강의 효능에는 '항암효과'도 포함된다.

생강은 구토를 멈추게 하고, 위의 기를 열어 소화와 흡수를 돕는다. 또한 생강에 함유된 '디아스타아제'라는 단백질 분해효소는 체내 장운동을 촉진하는 역할을 한다.

생강은 생으로 먹는 것 보다 쪄서 말려 먹으면 성분 효과가 10배 증가해 더 좋다. 특히 말린 생강은 몸을 따뜻하게 하는 성질이 강해져 허리나 다리 냉증과 우울할 때 소변이 자주 나오는 사람이 먹으면 좋다. 생강을 청으로 만들면 여러 반찬과 떡, 한과, 제과제빵 등에 유용하게 사용할 수 있다. 생강 청 재료는 생강과 설탕을 각 1Kg 준비하고 올리고당 200g을 준비하면 된다.

생강 청 만드는 법은, 생강을 솔로 문질러 깨끗이 씻은 뒤 껍질을 벗기고 얇게 저민다. 이후 생강과 설탕 2/3를 버무려 소독한 병에 담고 올리고당과 나머지 설탕을 위에 덮는다. 석 달 뒤 청만 걸러 냉장 보관하면 된다. 하지만 생강을 주의해야 하는 사람도 있다.

생강은 혈관을 확장하므로 치질, 위나 십이지장 궤양 등의 질환을 앓는 사람은 피해야 한다. 또 위가 약한 사람은 위액이 지나치게 분비되어 위 점막이 손상될 수 있으므로 생강을 먹지 않는 것이 좋다. 혈압이 높고 불면증이 있는 사람도 생강의 효능 때문에 체내 열이 올라가고 흥분되어 증상이 악화되므로 피하도록 한다.

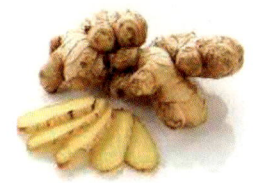 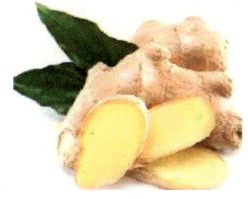 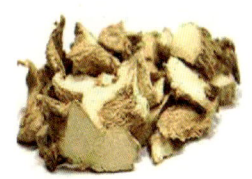

1) 건강(건 생강) 오일의 효능과 적용방법

(1) 매스꺼움 완화
수술 후, 혹은 멀미로부터 오는 매스꺼움을 효과적으로 진정시켜준다.
입덧, 진정에도 도움이 된다.

(2) 소화를 도움
만성적인 소화불량은 위장의 상부에서 통증이 발생하는데 소화를 천천히 하는 과정 중에 이러한 통증이 발생되곤 한다. 생강은 위의 소화 과정을 더 가속화시켜 더 부드럽게 음식을 소화할 수 있도록 돕는다. 식사 전에 몇 그램의 생강분말을 섭취한다면, 이러한 효과가 50%까지 증가하는 것으로 알려져 있다.

(3) 근육통 완화
아픈 근육의 통증을 부드럽게 완화시켜 주며 운동 후의 근육 통증 완화에 상당히 효과적이다. 매일 생강을 섭취하면 모든 통증을 완화할 수 있다. 생강에는 소염제(항염증제)의 성분이 들어있기 때문이다.

(4) 관절염 완화
생강은 모든 관절의 염증을 줄이는 데에도 효과적이다.
생강과 참기름, 계피가루를 함께 섭취하면 아주 맛있는 향과 맛을 내며, 통증을 감소시키는 데에도 효과적이다.

(5) 혈당을 낮춤
매일 생강을 섭취하면 혈당 지수를 낮추며 심장질환의 주요 요인으로 밝혀진 산화 단백질도 감소한다.

(6) 콜레스테롤 저하, 체내 지질 저하
콜레스테롤이나 LDL 지방 단백질은 식습관에 영향을 끼치고, 심장질환을 일으키는 위험 요소 중의 하나이다. 3g의 생강가루를 매일 섭취하면 LDL지방 단백질의 위험 수준을 낮출 수 있다.

(7) 생리 통증완화
생리 시작 시 초기통증을 완화시키는 효과가 있으며, 그 효과는 소염 진통제인 이부프로펜(ibuprofen)만큼이나 효과적인 것으로 나타났다.

(8) DNA손상 억제, 뇌의 기능을 도움

알츠하이머 질환이나 다른 뇌에 관련된 질병들은 뇌의 만성적인 염증과 연관이 있는 것으로 밝혀져 있는데, 생강은 이러한 뇌의 염증을 없애는데 효과적임이 밝혀졌다. 연구에 의하면, 생강의 소염제 성분이 위와 같은 뇌와 관련된 질병을 예방하는데 도움을 준다고 한다. 생강이 중년여성을 대상으로 한 실험에서 기억력을 개선시키고, 반응 속도를 빠르게 하는 효과를 밝힌 논문도 있다.

(9) 암세포를 제거하고 종양억제 효과

생강에서 추출되는 진저롤(gingerol)의 6가지 성분이 몸의 암 세포를 제거하는데 효과적인 것으로 추측되고 있다. 이에 대한 정보는 아직 제한되어 있지만, 생강이 암 세포에 대항해서 싸운다는 가능성이 아예 없는 것은 아니다.

6. 구기자 오일의 효능과 적용방법

구기자는 중국 진시황이 불로장생을 위해서 즐겨 먹었다고 알려져 있다.

인삼, 하수오와 함께 3대 명약이라고도 한다. 또한 구기자는 지방을 분해해주는 효과가 뛰어나며 혈액순환과 혈관질환에 좋고 피부청결 및 피로회복에도 효과적이다.

노안을 방지하고, 치매를 예방해 주며 발육촉진에도 좋아 노인부터 아이까지 모두에게 좋은 식품이다.

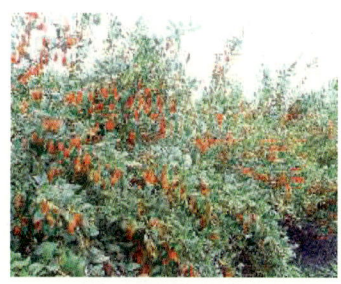 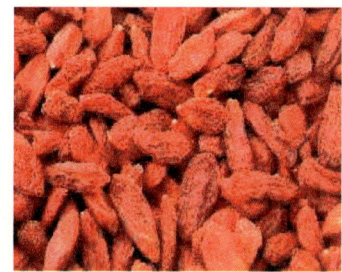 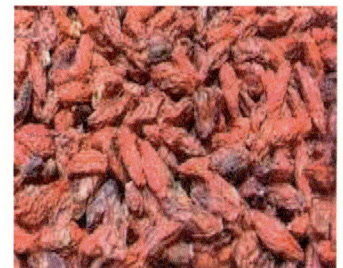

1) 구기자 오일의 효능과 적용방법

(1) 노화예방

다량의 비타민C가 함유되어 있어 활성산소를 제거해 노화예방에 탁월한 효과가 있다. 또한 폴리페놀, 카로티노이드 성분 역시 풍부하게 들어 있어 세포재생에 도움을 주어 노화예방과 방지에 뛰어난 효과 있다.

(2) 피부미용

다량 함유된 비타민C가 피부건강에 직접적인 연관이 있는 콜라겐의 생성을 촉진하여, 탄력 있는 피부유지에 탁월한 효과 있다. 또한 비타민C는 피부 속에 있는 독소 및 노폐물을 제거하고 잡티제거에도 뛰어난 효능이 있다.

(3) 당뇨개선

구기자에 다량 함유된 제아잔틴 및 베타인 성분이 인슐린의 분비를 촉진하는데 효과적인 도움을 주어 당뇨의 개선에 많은 도움이 된다고 한다. 또한 구기자는 혈당의 조절에도 뛰어난 효과가 있다고 알려져 있어, 평소 구기자차를 꾸준히 섭취하면 당뇨개선 및 예방에도 효과를 볼 수 있다.

(4) 혈관건강

구기자차에 다량 함유되어 있는 비타민C 및 폴리페놀 등의 여러 항산화성분으로 하여금 혈중 콜레스테롤 수치를 감소시키고 혈관 내 노폐물 및 독소 배출에 도움을 주어 혈관건강에 뛰어난 효과가 있다. 또한 구기자차에 함유된 루틴 성분은 모세혈관을 강화시키는데 도움을 주어 동맥경화와 같은 혈관질환들을 예방하는데도 도움이 된다.

(5) 독소배출

탄닌 성분이 함유되어 체내 유해한 여러 독소 및 노폐물을 배출하는데도 뛰어난 효과가 있다. 구기자차를 꾸준히 섭취하게 되면, 미세먼지로 인해 체내 쌓이는 중금속을 배출하는데도 많은 도움이 된다.

(6) 피로회복

비타민C가 신진대사를 촉진하고 피로를 유발하는 젖산의 분비를 억제하는데 도움을 주어 피로회복에 뛰어난 효과가 있다. 또한 폴리페놀, 베타카로틴 등 다양하게 함유된 여러 항산화성분들 역시 피로를 회복하는데 많은 도움이 된다.

(7) 간 건강

베타인 성분이 간세포 활성화에 도움을 주고, 간의 기능저하를 유발하는 여러 독소를 배출시키는데도 도움을 주게 되어 간 건강에 뛰어난 효과가 있다. 또한 구기자차는 간에 지방이 쌓이는 것을 억제하는데도 뛰어난 효과가 있어 지방간을 예방하는데도 도움이 된다.

(8) 눈 건강

베타카로틴 성분이 눈의 조직구성에 도움을 주고, 눈의 피로를 풀어주는데 뛰어난 작용을 하여 눈 건강에 큰 효과가 있다. 또한 이 베타카로틴 성분이 항산화작용으로 각종 안구질환들을 예방하는데도 뛰어난 효능이 있다.

(9) 구기자차 부작용

구기자는 차가운 성질을 지니고 있기 때문에, 몸이 차가운 분들이나 소화기관이 약한 분들이 과다하게 섭취할 경우 복통이나 설사 등의 증상이 발생할 수 있다. 또한 피부염이나 피부발진이 있을 경우에는 섭취를 제한하는 것이 좋다.

7. 감초 오일의 효능과 적용방법

감초는 콩과의 다 년생 식물로, 뿌리와 줄기의 껍질을 건조한 것이다. 맛은 달고 약 1,800년 전 중국의 고전 의약집 '신농본 초경'에 '불로장생의 약이다'라고 기재되어 있는 중요한 생약이다. 감초는 약물에 대한 해독작용이 있다. 한방에서는 가장 자주 이용되는 생약의 하나로 세균으로 인한 독에도 중화작용, 해독작용을 한다.

주성분은 글리시리진산(단맛 성분)이 3~12% 포함되어 있으며, 플라보노이드, 포도당 등이다.

글리시리진산은 간에서 독성물질과 결합하여 체외로 배설되기 쉬운 형태로 바꾸어 해독한다. 사탕의 사오십 배 단맛이 있는 감초 사포닌은, 용혈작용이 없거나 약하여 독성이 없으며 다른 약물의 중독 등을 풀어 준다.

감초의 뿌리는 단맛이 강해 감미료나 한약재로 사용하며 약물 외에 식품의 감미료로 사용할 수 있어 간장 등에도 첨가되어 있다. 약물은 강렬한 약리작용과 자극을 가지고 있는데, 감초를 배합하여 강렬한 작용을 억제하거나 쓰고 자극적인 맛을 조화롭게 한다. 편도선염이나 쉰 목소리 등의 인후염에 달여서 음용한다.

치질이나 외음부 염증에 달여서 액으로 세척하고 뜨거운 찜질을 하면 좋다.

동의보감에서는 오장육부의 한열과 사기를 다스리며, 눈, 코, 입, 귀와 대소변의 생리를 정상으로 되게 하고, 모든 혈맥을 소통시키며, 근육과 뼈를 튼튼하게 하고 영양 상태를 좋게 한다고 하며, 모든 약의 독성을 해독하고 72가지 석약과 1,200가지 초약을 서로 조화하여 약효를 잘 나타나게 한다고 한다.

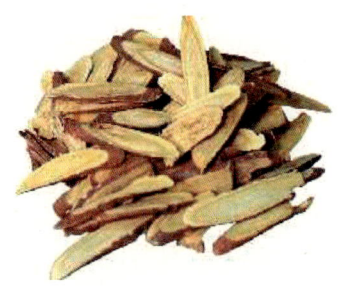 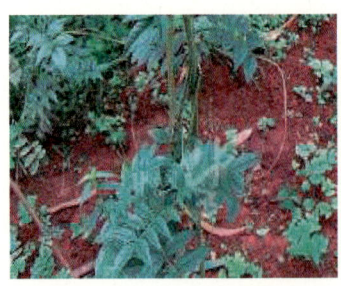 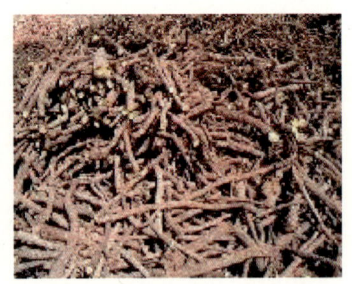

1) 감초 오일의 효능과 적용방법

(1) 중화작용, 해독작용

감초는 여러 가지 극성약이나 독성 약에 대한 길항작용을 하여 극약이나 독약으로 인한 약물중독을 치료하고 세균으로 인한 독에도 중화작용 및 해독작용을 한다.

파상풍이나 디프테리아, 뱀의 독, 간독, 알코올 중독, 항암제독, 식중독, 황달, 간경변증, 만성간질환, 류마티스, 관절통 등의 독을 푸는데 사용한다.

- 감초와 대추를 각각 같은 양으로 하여 오래 끓인 후 그 물로 엿을 만들어 먹으면 공해로 인한 여러 가지 독을 푸는데 매우 좋은 효과가 있다.

(2) 생리작용

오장육부를 다스려 신체의 생리작용을 정상상태로 만들어 주고 영양상태 또한 좋게 해준다.

(3) 근육통, 신경통을 치료해준다

감초는 조정 작용이 있어 근육긴장에 의한 동통이나 신경의 긴장을 풀어준다.

(4) 위장질환, 십이지장

신체의 인테페론유리를 촉진시켜 항 염 작용을 하게 되어 위에서 위산분비를 억제시키고 위 점막을 보호해 주는 항 궤양 작용을 한다.

위경련이나 편도선, 인후염에는 감초 한 가지만 달여서 먹어도 효과가 있다. 감초는 부신피질호르몬처럼 조정 작용도 있어 급박한 증상을 푸는 것으로 근육의 긴장으로 인한 동통이나 신경의 긴장을 풀어주는 작용을 하며 Glycyrrhizin이 항 알러지 작용을 한다. 위궤양, 십이지장 궤양, 노이로제에도 효과가 있다.

(5) 늑막염, 폐결핵

늑막염과 폐결핵에도 뚜렷한 치료 효과를 보였고 뇌하수체 전엽기능부전증, 에디슨병, 유행성간염, 기관지천식, 학질, 동상, 손발이 튼데 등 여러 질병에 뚜렷한 치료 효과를 보았다는 보고가 있다.

(6) 피부염, 피부미용, 다이어트

약쑥과 감초를 달인 물로 헹구어 주면 피부염(두드러기, 습진, 여드름, 주근깨 등), 피부미용에도 좋은 약재이며, 하루 5g을 달여서 차처럼 마시면 다이어트에 많은 도움이 된다.

(7) 소염작용

감초는 소염작용이 뛰어나서 상처를 치유하는데 탁월한 효능을 보인다.

(8) 여성갱년기

이소리퀴리틴이라는 성분이 여성 갱년기 증상인 류머티스 관절염, 안면홍조, 폐경기에 대해 치료하는 효과가 있다.

- 감초를 과다복용 또는 장기간 섭취 시 부작용은, 몸이 붓거나 고혈압, 저칼륨혈증, 근력약화, 혈당상승, 손발에 힘이 빠지거나 경련, 마비, 불면 등을 일으킬 수 있다. 특히 심장과 콩팥에 이상이 있는 사람은 주의해서 섭취하도록 한다.

8. 박하 오일의 효능과 적용방법

박하는 영생이나 번하체라고도 하며 잎과 줄기를 모두 약재로 사용한다. 향기가 좋아 여러 가지 음식이나 향료로 쓰이고, 입안을 쏴하게 하는 향기가 독특하다. 맛은 맵고 성질은 서늘하다.

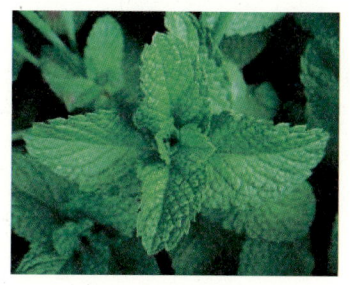 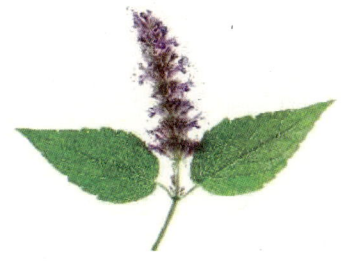 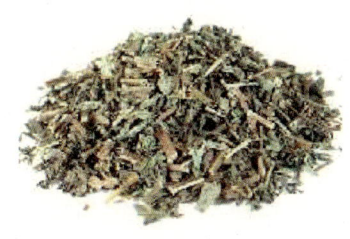

1) 박하 오일의 효능과 적용방법

(1) 혈관확장 작용(심혈관계 질환, 눈 충혈제거, 관절염 등)

(2) 해열작용

(3) 피부질환 치료(다양한 피부염중, 피부가려움, 부스럼 등)

(4) 기관지 질환 치료(인후염, 후두염, 기관지염, 잦은 감기 등)

(5) 심리적 안정 효과(머리를 맑게 함)

(6) 위장운동 촉진(소화불량, 체했을 때, 복통, 설사, 구토, 위염 등)

(7) 진정효과(각종 통증, 신경통, 두통, 심장부근 통증 등에 효과)

(8) 방부작용, 억균작용(면역력 증가)

(9) 폐, 심장, 간에 혈액순환을 촉진함

(10) 자궁수축(여성 성기능 향상)

(11) 피부탄력을 좋게 함

(12) 땀을 많이 흘리는 사람이나 임산부 혹은 수유 중에 있는 경우에는 섭취하지 않도록 한다.
- 임산부가 먹을 경우 유산 가능하며, 수유중이라면 모유가 적어질 수 있다.
- 전문가와 상담하여 본인 체질에 맞는지 확인하고 적당량을 복용하도록 한다.

9. 오미자 오일의 효능과 적용방법

오미자는 간과 신장의 기능을 도와 우리 몸의 에너지원으로 작용하며 정액이 새거나 땀 배출 등 에너지 생성을 도와주는 역할을 한다. 다시 말하면, 에너지가 빠져나가는 현상을 막아주고 에너지를 생성시킴으로써 우리 몸의 활력증진에 도움을 주는 역할을 한다. 정신을 안정시키는 성질이 있어 머리를 맑게 하고 두뇌 기능을 향상시키는 역할도 한다.

1) 오미자 오일의 효능과 적용방법

(1) 갈증을 해소 하고 동맥경화를 예방함(당뇨 및 뇌졸중 등의 예방효과)

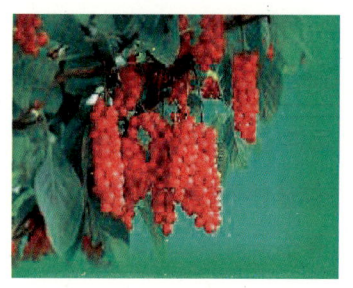 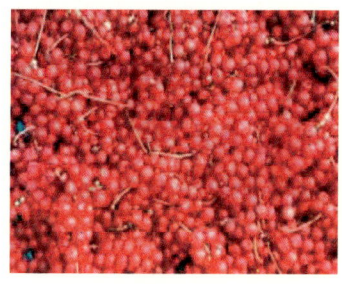 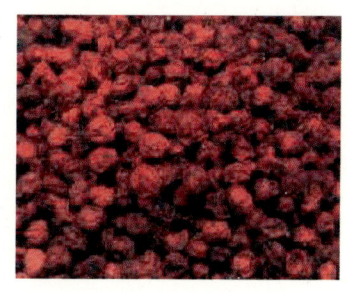

(2) 심폐기능 보호 및 강화(기침, 천식, 기관지염, 인후염 등에 효과)

(3) 잇몸 및 치아기능 강화

(4) 피로회복, 스트레스 해소, 집중력 강화에 효과

(5) 건망증 및 탈모 완화

(6) 숙취해소

(7) 자양 강장 및 치매 예방

(8) 시력보호 및 강화

(9) 흉통 및 요통 완화 및 예방

(10) 관절염에 효과

10. 우슬 오일의 효능과 적용방법

우슬의 중기가 소의 무릎과 닮아서 우슬이라는 이름이 붙여졌다고 한다. 이름처럼 뼈와 관절에 좋은 효능이 있으며, 들과 산 혹은 길가에 자생하는 여러해살이 풀로 늦가을 줄기가 마른 후 채취하여 뿌리꼭지는 잘라버리고 뿌리만 사용하거나 줄기까지 모두 사용하기도 한다. 우슬의 맛은 시고 쓰며 줄기와 잎에는 풍습성 관절염에 좋은 효과를 보이고 뿌리와 함께 이용하면 더욱 효과적이다. 간의 화가 위로 치솟아 생기는 어지럼증이나 사구체 여과 율을 높여 소변이 잘 안 나올 때, 혈압을 낮추는 민간약으로도 많이 쓰인다.

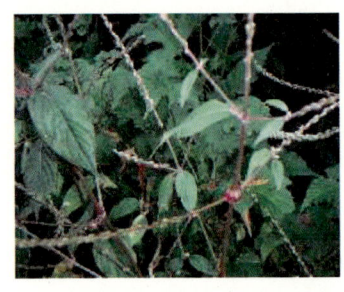 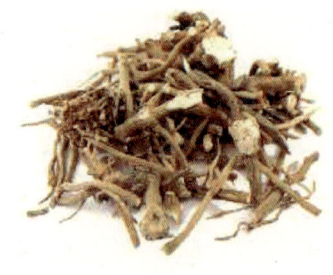 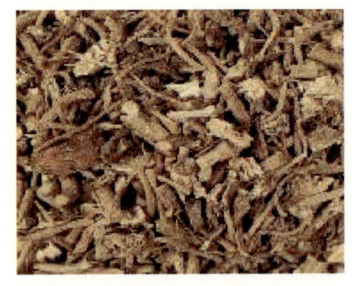

1) 우슬 오일의 효능과 적용방법

(1) 뼈와 관절에 좋다.

관절염, 류마티스관절염, 근육경련, 다리 저림, 하지약화 등에 효과적이다. 우슬 뿌리에 함유된 엑디스테론이라는 성분이 근육의 수축과 이완을 돕고 혈액 내 불순물을 제거해 염증과 통증을 완화하는데 도움을 주기 때문이다. 또한 우슬에는 다량의 칼슘이 함유되어 있고 칼슘을 뽑아내는 파골 세포의 활성을 억제하기 때문에 갱년기 여성이나 노인들이 꾸준히 섭취해주면 좋은 효과를 볼 수 있다.

(2) 성장호르몬을 촉진시켜 준다.

성장호르몬 촉진 약초라고도 불리며 성장기에 섭취하게 되면 성장호르몬을 촉진시켜 면역기능을 높여주고 키를 크게 하는 데 도움을 줄 뿐 아니라 뼈를 튼튼하게 하는데도 효과적이다. 우슬은 한방에서 예로부터 뼈나 근육을 튼튼히 하게 하는데 필수적으로 들어가는 약초로 인위적인 것이 아닌 자연산 성장 호르몬 촉진제로 성장기 청소년들에게 좋은 효과가 있다.

(3) 면역력 강화에 도움 된다.

우슬에는 사포닌이 풍부하게 함유되어 있다. 사포닌은 우리 몸의 면역력을 전반적으로 향상시켜주어 각종 질병으로부터 우리 몸을 보호해준다. 또한 항 염, 항암, 혈관건강개선, 비만예방 등 다양한 효능을 발휘하는 성분으로 알려져 있다.

(4) 혈관 건강에 좋다.

콜레스테롤을 제거하고 혈관을 깨끗하게 청소하여 피를 맑게 해주는 성분이 함유되어 있어 혈액순환을 원활하게 도와주고 고혈압, 동맥경화, 심근경색 등 각종 심혈관계 질환을 예방하고 개선하는데 도움을 준다.

(5) 알레르기 개선에 도움을 준다.
알레르기성 접촉피부염과 식품알레르기에 효과가 있다.

(6) 정력 향상 및 요실금 개선에 효과적이다.
남성의 성기능 개선에 도움을 준다. 동의보감에도 우슬은 정력에 좋다고 기록되어 있으며 남성의 발기부전을 치료한다고 기록되어 있을 만큼 정력을 강화하는데 좋은 보양식품이다. 또한 이뇨작용을 도와 소변이 시원 하게 나오지 않을 때나 통증이 있거나 혈뇨증상이 있을 때 좋다. 요실금을 치료하는 데에도 탁월한 효능이 있다.

(7) 생리불순, 냉증에 좋은 효과 있다.
어혈을 풀어주고 혈액순환을 원활하게 도와주어 생리통, 생리불순, 냉증 등에 효과 있다. 또한 우슬은 자궁수축 작용을 해서 산후에 태가 나오지 않을 때나 배가 아플 때 사용하기도 한다.

(8) 우슬은 차로 우려먹거나 술로 담궈 먹는다.
엉켜있는 우슬 뿌리를 풀어 흙을 털어준 후 흐르는 물에 깨끗이 씻어준다. 물 1L에 우슬 10g정도를 넣고 뿌리는 반으로 잘라서 넣어준다. 물의 양이 반으로 줄어들 때까지 약 불에서 천천히 달여 주면 된다. 우슬과 궁합이 잘 맞는 모과나 대추 등을 넣고 함께 끓여주면 우슬 뿌리 특유의 쓴 맛을 잡아주어 부담 없이 즐길 수 있다. 우슬주는 건조한 우슬 150g과 술 1.8L 비율로 3개월 이상 재워두면 된다. 하루에 한 번씩 잘 섞이도록 흔들어주고 우슬주로 섭취 시에는 간에 부담을 줄 수 있기 때문에 식전에 약 20ml정도를 섭취 하는 것이 좋다. 그 외에도 무침으로 먹거나 황기 대신 삼계탕 등에 활용 하는 방법도 있다.

(9) 우슬 차 부작용으로는 이뇨작용을 활발하게 하기 때문에 하루 2~3잔정도만 먹는 것이 좋다.
과다복용 시에는 설사와 같은 증상을 유발할 수 있기 때문 설사가 잦은 사람은 섭취를 피하는 것이 좋다. 자궁수축 효과로 인하여 자궁출혈이 있는 환자나 임산부는 섭취하지 않는 것이 좋다.

차로 끓일 경우 끓이면서 거품이 많이 생기는 것은 사포닌 성분 때문이니 절대 거품을 걷어내지 말고 그대로 먹도록 한다.

우슬 차 먹는 법에 있어 가장 피해야 할 것이 과다복용이다.

식수대용으로 드시고 싶다면 끓이신 다음 생수를 2배~3배 정도, 즉 2L 이상을 섞어서 희석하여 마시도록 한다.

11. 천궁 오일의 효능과 적용방법

천궁은 산형화목 미나리과의 여러해살이 풀이다. 천궁은 30~60cm이고 곧추 자라고 가지가 갈라지며 잎은 어긋나고 위로 올라갈수록 점차 작아지며 예리한 톱니가 있다. 꽃은 8월에 피며 열매는 열리지만 성숙하지 않는다. 어린순은 나물로 먹고 9~11월에 근경을 캐어 잎과 줄기를 제거하고 햇볕에 말린 후 3~6g을 달여서 복용하거나 환제나 산제로 하여 사용한다. 천궁의 성질은 따뜻하고 맛은 맵다. 방향성 정유를 다량 함유하고 있어서 냄새가 좋으며 주성분은 크니딜라이드(cnidilide), 네오크니딜라이드(neocnidilide), 리구스틸라이드(ligustilide) 등이 함유되어 있다.

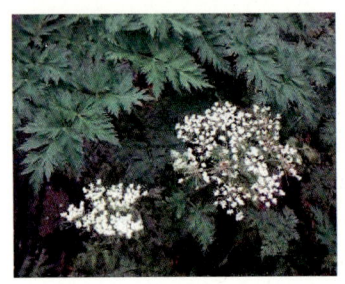 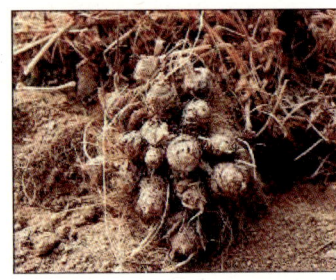 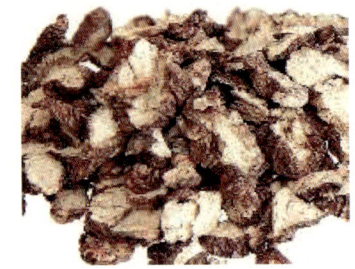

1) 천궁 오일의 효능과 적용방법

(1) 기를 순환시키고 울결된 것을 풀어주며 풍을 제거하고 습한 것을 건조하게 하며 혈액순환을 촉진시키고 통증을 완화시키는 효능이 있다.

(2) 진정효과, 혈압강하작용, 자궁수축력 증대효과

(3) 대장균, 이질균, 녹농균, 피부 진 균의 발육억제 효과

(4) 두통, 부인병(월경불순, 월경통, 산후복통), 어지러운 증상 제거

(5) 간장 기능 활성화, 조혈작용으로 인한 빈혈 효과

(6) 심장근육의 수축부전으로 인한 심장 부위의 통증 증상 호전

(7) 허리와 다리 골격이 약하고 근육경련 잦은 사람 증상 개선효과

(8) 주의사항: 임산부는 복용을 하지 않도록 한다.

(9) 천궁은 산후의 어혈을 제거하고 젖이 잘 나오게 한다.

- 천궁과 당귀를 같은 분량으로 섞어서 달여 드시면 젖이 잘 나오게 되고 산후 조리에도 효과가 좋다.

12. 황기 오일의 효능과 적용방법

황기는 가을에 채취하여 노두와 잔뿌리를 제거하고 햇빛에 말린 것을 말하며, 강장, 지한, 이뇨, 소종 등의 효능이 있어 신체허약, 피로권태, 기혈허탈, 탈항, 자궁탈, 내장하수, 식은땀 등에 처방한다.

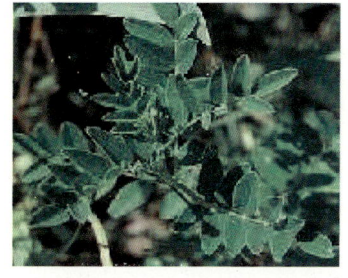 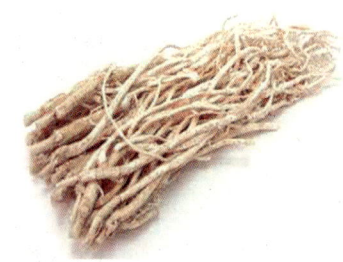 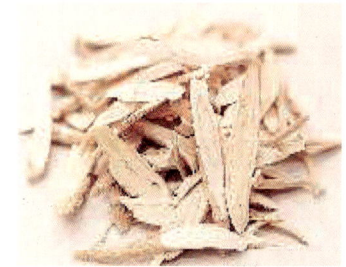

1) 황기 오일의 효능과 적용방법

(1) 기운보강

(2) 면역력 증진

(3) 항암작용

(4) 강심작용, 혈압강하작용, 심장기능부전증, 심장쇠약, 심계항진, 심부전증, 관상동맥장애 등의 심혈관 질환에 좋다.

(5) 혈액순환-말초신경 확장

(6) 부종치료, 신장염, 만성신우신염, 전립선비대증에 효과

(7) 비위보강

(8) 담즙색소 분비 억제, 신체허약, 병후쇠약, 기허증, 비기허증, 옹종, 혈허증, 폐옹, 뇌빈혈, 습진, 호흡곤란, 소아의 신체허약, 결핵성 질환 등에 좋다.

(9) 황기는 독성은 거의 없으나 태음인이 황기를 많이 먹으면 땀이 없어지면서 살이 찌고 얼굴이 달아오르고 가슴이 답답해진다.

(10) 가슴에 기가 막혀서 답답하거나 위장에 불순한 음식물의 적체가 있어 헛배가 부를 때는 피하도록 한다.

13. 쑥 오일의 효능과 적용방법

쑥은 영양분이 높고 다양한 효과와 효능이 있다. 국화과에 속하는 다년 생 식물로 식력이 강하고 각지에 자생하고 있으며, 3월경에 제철을 맞이하는 식물이다. 쑥은 약용효과가 좋아 상처, 식중독, 설사 등 외용효과도 좋으며 마실 때에는 녹즙 형태로 드시면 좋다.

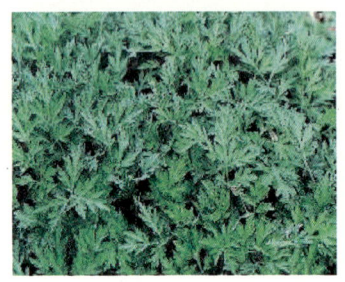 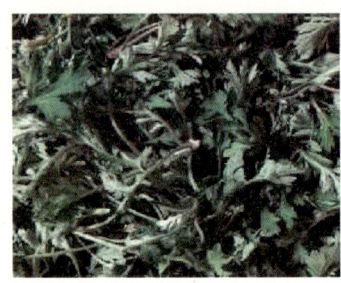 

1) 쑥 오일의 효능과 적용방법

(1) 식이섬유는 시금치의 3배 가까이 있고 엽록소도 다수 포함되어 있다.
   엽록소는 유해물질(다이옥신, 수은, 납)을 체내에서 없애주는 기능 있다.

(2) 혈액순환 촉진, 체온상승, 냉증 개선 등의 효과

(3) 콜레스테롤 저하, 빈혈예방, 변비개선 및 예방, 장내 환경 정비 효과

(4) 중국에서는 쑥을 예로부터 지사제 등으로 이용하고 있으며 위의 건강 유지에 효과가 크다.

(5) 미용효과, 구취예방, 숙면효과, 천식예방

▍동의아유르베다 부위별 상황별 오일 정리

적용부위	오일명	적용내용
두피관리	당귀오일	혈액순환촉진, 통증완화, 피부미용, 건조한 피부효과
	하수오오일	신경쇠약, 불면증, 조혈작용, 만성변비, 생리불순, 원기회복, 피부윤택, 근육과 뼈 강화, 탈모예방, 머릿결 강화
	오미자오일	피로회복, 스트레스해소, 집중력강화, 건망증, 탈모완화, 흉통과 요통 완화 및 예방, 관절염효과
	천궁오일	기혈순환, 혈액순환촉진, 통증완화, 혈압강하, 진정효과, 두통완화, 조혈작용, 허리/다리골격강화, 근육경련증상개선
전신오일	당귀오일	혈액순환촉진, 통증완화, 피부미용, 건조 한 피부효과
	계피오일	피부질환, 면역력강화, 염증완화, 감기예방, 혈액순환촉진, 뼈 관절통증, 피로완화, 수족냉증
	도라지오일	면역력강화, 피부진정효과, 스트레스완화, 아토피, 호흡기질환
	하수오오일	신경쇠약, 불면증, 조혈작용, 만성변비, 생리불순, 원기회복, 피부윤택, 근육 과 뼈 강화, 탈모예방, 머릿결 강화
	건강(건생강)오일	살균작용, 정력보강, 소화촉진, 근육통완화, 소염작용
	구기자오일	지방분해 효과, 혈액순환촉진, 혈관질환, 몸에 열이 많은 사람, 피부청결, 노안과 노화방지, 치매예방, 발육촉진, 세포재생, 피부미용(탄력), 독소배출
	감초오일	해독작용, 중화작용, 근육통, 신경통완화, 피부염증, 다이어트, 소염작용, 관절염, 폐경기
	박하오일	혈관확장, 해열작용, 피부질환, 심리적 안정 효과, 진정효과, 면역력증가, 혈액순환촉진, 피부탄력
	오미자오일	피로회복, 스트레스해소, 집중력강화, 건망증, 탈모완화, 흉통 과 요통완화 및 예방, 관절염효과
	천궁오일	기혈순환, 혈액순환촉진, 통증완화, 혈압강하, 진정효과, 두통완화, 조혈작용, 허리/다리골격강화, 근육경련증상개선
	황기오일	피로권태, 기 허증, 식은땀, 기운보강, 면역력증진, 혈액순환촉진, 부종치료
	쑥오일	혈액순환촉진, 체온상승, 냉증개선, 미용효과, 숙면

회춘, 건강증진 오일	하수오오일	신경쇠약, 불면증, 조혈작용, 만성변비, 생리불순, 원기회복, 피부윤택, 근육과 뼈 강화, 탈모예방, 머릿결 강화
	구기자오일	지방분해 효과, 혈액순환촉진, 혈관질환, 몸에 열이 많은 사람, 피부청결, 노안과 노화방지, 치매예방, 발육촉진, 세포재생, 피부미용(탄력), 독소배출
	감초오일	해독작용, 중화작용, 근육통, 신경통완화, 피부염증, 다이어트, 소염작용, 관절염, 폐경기
	황기오일	피로권태, 기 허증, 식은땀, 기운보강, 면역력증진, 혈액순환촉진, 부종치료
	쑥오일	혈액순환촉진, 체온상승, 냉증개선, 미용효과, 숙면
피부오일	당귀오일	혈액순환촉진, 통증완화, 피부미용, 건조한 피부효과
	계피오일	피부질환, 면역력강화, 염증완화, 감기예방, 혈액순환촉진, 뼈 관절통증, 피로완화, 수족냉증
	도라지오일	면역력강화, 피부진정효과, 스트레스완화, 아토피, 호흡기질환
	구기자오일	지방분해 효과, 혈액순환촉진, 혈관질환, 몸에 열이 많은 사람, 피부청결, 노안과 노화방지, 치매예방, 발육촉진, 세포재생, 피부미용(탄력), 독소배출
	감초오일	해독작용, 중화작용, 근육통, 신경통완화, 피부염증, 다이어트, 소염작용, 관절염, 폐경기
	오미자오일	피로회복, 스트레스해소, 집중력강화, 건망증, 탈모완화, 흉통과 요통완화 및 예방, 관절염효과
	천궁오일	기혈순환, 혈액순환촉진, 통증완화, 혈압강하, 진정효과, 두통완화, 조혈작용, 허리/다리골격강화, 근육경련증상개선
	황기오일	피로권태, 기 허증, 식은땀, 기운보강, 면역력증진, 혈액순환촉진, 부종치료
	쑥오일	혈액순환촉진, 체온상승, 냉증개선, 미용효과, 숙면

14. 동의아유르베다 입욕제

목욕을 기능적으로 잘 활용하면 질병예방과 치료에 많은 도움이 된다. 자연재료를 이용하여 온천욕의 효과를 볼 수 있다. 목욕의 종류로는 전신욕과 좌욕, 수욕, 족욕 등으로 나눌 수 있으며 그에 대하여 세부적으로 살펴보면,

▶ 전신욕

몸 전체를 물에 담그는 목욕으로 전신의 피로가 누적되었을 때 권장한다. 수압에 의한 작용으로 전신 근육이완 효과가 탁월하며 물의 온도는 37~38도씨가 적당하다.

▶ 반신욕

명치 아래쪽만 담그고 팔은 물에 담그지 않는 목욕으로 배꼽아래 하체의 온도를 높여 주어 혈액순환이 원활하게 되도록 하는 건강 목욕 법으로 고혈압, 저혈압 등 심장관련 질환이 있는 사람에게 권장한다. 심장에 무리가 가지 않으면서 **빠른** 시간 전신이 데워지는 효과로 오랫동안 지속 가능한 목욕법이다.

▶ 좌욕

상체와 다리를 밖으로 내고 배꼽 아래쪽만 물에 담그는 목욕 법으로 체온보다 낮은 25도씨 정도의 미지근한 물이 좋다. 방광염, 생리통, 치질 등에 효과가 있다.

▶ 수욕

팔이나 어깨를 많이 사용하는 사람들에게 좋은 목욕 법으로 세면대나 세숫대야에 43도씨 정도의 뜨거운 물을 담고 손목까지 잠기도록 한 후 10분정도 유지하면 어깨 결림 증상이 완화된다.

▶ 족욕

발목까지 물에 담그는 목욕 법으로 온도는 43도씨가 적당하다. **빠른** 시간 간단히 할 수 있는 방법으로 발을 물에 담그면서 전신에 작용하는 효과가 크기 때문에 많이 권장하는 방법이며, 특히 초기 감기증상에 효과적이다.

1) 쑥을 이용한 입욕제

쑥은 생명력이 매우 강한 식물로 피를 맑게 하여 혈액순환을 좋게 하고 살균 작용, 진

통작용, 소염작용이 있다. 또한 쑥의 따뜻한 성질은 여성들의 자궁을 따뜻하게 하여 냉대하, 생리불순과 생리통, 갱년기 등 부인병에 아주 탁월한 효과가 있다.

입욕제 사용방법은 그늘에서 말린 약쑥 500~600g을 끓는 물에 살짝 데쳐낸 후 다시 물을 붓고 달인다. 이렇게 달인 물을 약 40도 정도 되는 욕조의 물에 부어서 희석 시켜주어 20~30분정도 입욕한다. 마른 쑥을 직접 자루에 넣어 욕조에 넣어서 입욕해도 된다.

2) 생강을 이용한 입욕제

생강은 따뜻한 성질을 지니고 있어 소화기관을 튼튼하게 하고 혈액순환 촉진과 염증을 가라앉히는 효과가 있어 쉽게 더위를 타는 사람은 피하는 것이 좋다.

입욕방법으로는 생강을 깨끗하게 씻어 잘 말린 것을 선별하여 2~3조각을 얇게 저며 면 주머니에 넣고 욕조 물에 담구어 생강물이 좀 우러나오면 15분정도 입욕한 후 깨끗한 물로 헹구어 준다.

3) Salt(솔트) 입욕제

해수에는 염분을 포함한 각종 무기성분이 들어있는데 해수 목욕을 하면 신경통이나 관절염, 근육의 통증에서부터 아토피성 피부염까지 널리 효과를 볼 수 있다. 이러한 해수목욕의 원리를 이용한 것이 바로 소금목욕이다. 소금목욕은 삼투압 효과로 수분을 몸 밖으로 **빼내** 부기를 완화시키는데 효과적이다.

입욕 방법으로는 38~40도시정도의 물 온도에 약 30g정도의 천일염을 넣고 잘 혼합시켜서 30분정도 입욕한 후 미지근한 물로 헹구어 낸다.

X. 동의아유르베다에 기초한 생활리듬

1. 경락 운행순서와 시간, 생리작용과 치료범위

1. 경락 운행순서와 시간, 생리작용과 치료범위

1) 폐
활동시간 : 인시(03:00~05:00)
생리작용 : 호흡작용
치료범위 : 흉부, 인후, 기관지, 코, 폐질환 일체

2) 대장
활동시간 : 묘시(05:00~07:00)
생리작용 : 배설작용
치료범위 : 머리, 얼굴, 눈, 귀, 코, 입, 인후, 급성 열 질환

3) 위
활동시간 : 진시(07:00~09:00)
생리작용 : 소화작용
치료범위 : 머리, 얼굴, 코, 입, 인후, 위병일체, 급성 열 질환

4) 비
활동시간 : 사시(09:00~11:00)
생리작용 : 저장작용
치료범위 : 위병일체, 복부질환, 비뇨생식 계 질환

5) 심
활동시간 : 오시(11:00~13:00)
생리작용 : 순환작용
치료범위 : 흉부, 혀, 정신질환, 심장질환 일체

6) 소장
활동시간 : 미시(13:00~15:00)
생리작용 : 전환작용
치료범위 : 머리, 목, 위, 인후, 어깨 병, 정신질환, 열성질환

7) 방광
활동시간 : 신시(15:00~17:00)
생리작용 : 청정작용
치료범위 : 복통, 소변이상, 정신질환, 두통, 요통, 좌골신경통

8) 신장
활동시간 : 유시(17:00~19:00)
생리작용 : 정기작용
치료범위 : 요통, 복통, 생식기계, 비뇨인후, 정신질환

9) 심포
활동시간 : 술시(19:00~21:00)
생리작용 : 보호작용
치료범위 : 흉부, 혀, 심장질환 일체, 정신질환, 건망증

10) 삼초
활동시간 : 해시(21:00~23:00)
생리작용 : 보호작용
치료범위 : 두통, 눈, 귀, 인후, 늑골, 열성질환, 어깨통증

11) 담
활동시간 : 자시(23:00~01:00)
생리작용 : 발효작용
치료범위 : 두통, 코, 눈, 인후, 흉협, 열 성질

12) 간
활동시간 : 축시(01:00~03:00)
생리작용 : 배분작용
치료범위 : 요통, 복통, 생식, 비뇨, 인후 정신질환

인도 아유르베다 & 동의아유르베다

INDIAN AYURVEDA & DONGUIAYURVEDA

XI. 동의아유르베다 마사지 테크닉

1. 동의아유르베다(DonguiAyurveda) 프로그램 세부설명
2. 동의아유르베다(DonguiAyurveda) 마사지 테크닉

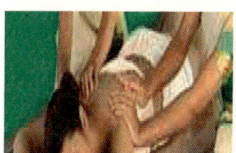
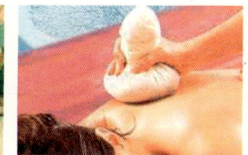

1. 동의아유르베다(DonguiAyurveda) 프로그램 세부설명

1) 아비얀가(Abyanga)

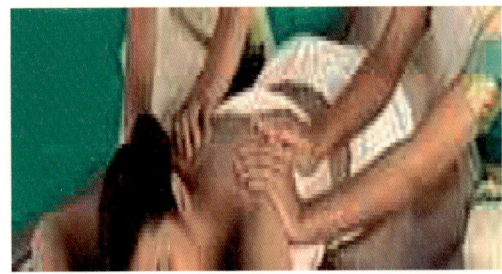
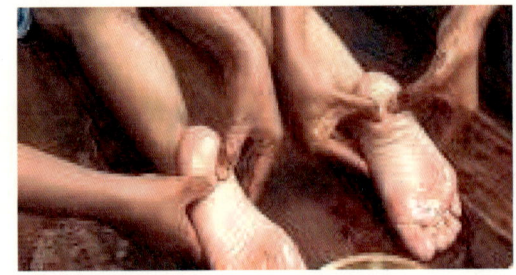

　전신에 오일을 바르며 신체의 주요 에너지원을 자극하는 마사지로 아비얀가는 혈액순환에 도움을 주어 비만, 당뇨성 치료에도 효과적이다. 아비얀가 마사지를 통하여 근육에 연결되는 신경을 강화시켜, 근육 자체의 에너지 공급에 효과적이므로 피부건강, 노화방지에 도움을 주며 다양한 종류의 근육통증을 경감시킨다.

　백혈구 항체를 증가시켜 면역체계를 강화시키고 저항력 향상에 도움을 주기 때문에 질병예방 자체로도 효과가 있다.

2) 포디키치(Podikkizhi)

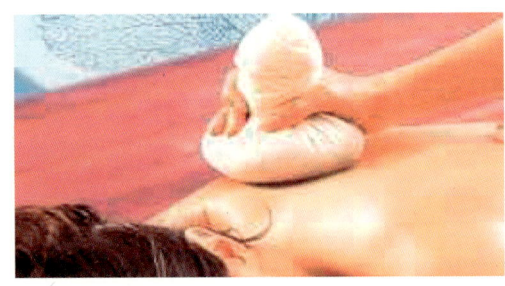
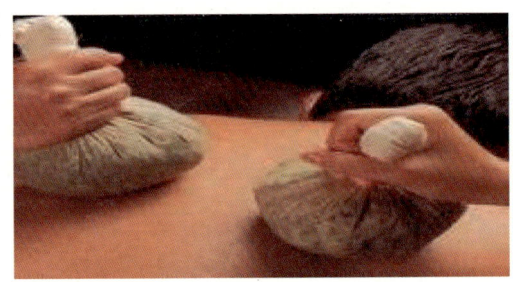

　따뜻한 약재허브를 이용한 전신 발한마사지로 몸에 땀을 내기위해 약재 허브주머니를 일정온도 이상으로 유지하는 것이 중요하며 아비얀가 전신오일 마사지 이후 실시한다.

　신체의 독소제거와 도샤의 균형을 유지하는데 효과적인 방법으로 퇴행성관절염, 마비증세, 류마티즘 관절염 등의 바타와 카파의 불균형으로 도래한 질병 치료에 도움을 준다. 또한 근육경련, 근육 뻣뻣함을 이완하는데도 효과적인 마사지 방법이다. 키치는 주머니를 뜻하는 산스크리트어로 다양한 테라피에 활용되고 있다.

3) 시로아비얀가(Shiro Abyanga)

안티스트레스 마사지라고 불리는 두피마사지로 어깨, 목, 머리, 얼굴 근육의 긴장을 완화시켜 두통과 눈의 피로를 줄이고 어깨와 목을 편안하게 유지한다. 앉은 자세로 아유르베다 약재오일을 사용하는 마사지로 중앙 신경체계의 균형을 맞추고 순환체계와 림프계를 자극하고 체내독소를 배출한다.

혈액순환을 증진하여 굳은 근육을 이완시키며 머리카락을 자라게 하고 머리 결을 강화시키며 두피에 영양을 준다.

정신적인 피로감, 짜증, 감정적인 스트레스를 경감시키며 우울증, 화병을 완화하는데도 도움을 준다.

4) 시로다라(Shirodhara)

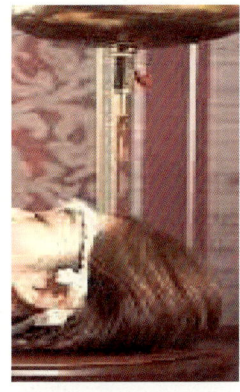 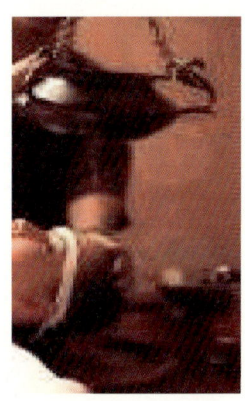 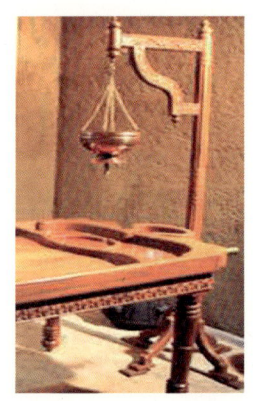 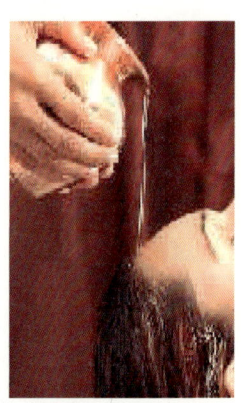

고객의 체질에 맞춤한 허브원액 또는 약재오일을 머리 위에 설치된 기구에서 일정한 속도로 이마에 떨어뜨리는 마사지로, 시로다라는 따뜻한 오일을 이용하여 신경체계에 깊은 휴식을 주는데 탁월한 효과가 있는 마사지이다.

제3의 눈이라 불리는 이마 중앙(인당 혈)에 일정한 속도로 오일을 떨어뜨리며 신경체계를 진정시켜 심리적 불안을 제거하는데 도움을 준다. 또한 신체의 독소를 배출하고 몸과 마음에 영양분을 공급하며, 건강한 얼굴과 신체를 눈부시게 하는 회춘요법으로 마음의 불균형과 하루 종일 무기력하게 만드는 감정의 교란을 제거함으로써 질병의 근원을 제거하여 정신적, 신체적으로 건강한 상태를 유지하도록 도와준다. 목, 눈, 귀, 코와 관련된 질병에 효과적이다.

5) 얼굴핀다테라피(Face pinda Therapy)

약초 주머니를 이용하여 얼굴과 목, 두피 부분에 약용 오일과 함께 에너지 포인트(마르마)에 자극을 주는 관리요법으로 면역기능 증진, 통증완화 및 개선, 신체균형, 얼굴축소 효과가 있다.

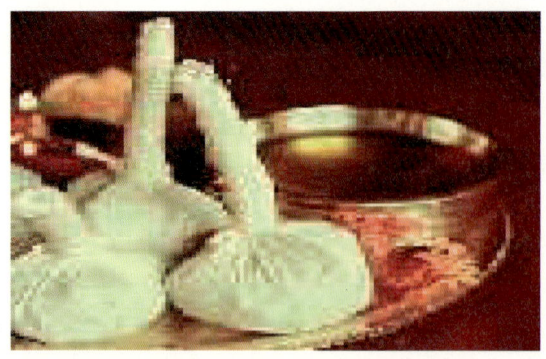 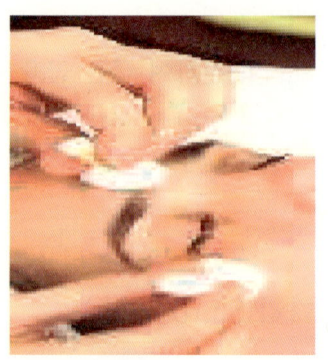

6) 스웨다나(Swdena)

한증요법으로 전신에 약용오일을 바르고 스팀바스를 이용하여 독소배출을 하도록 하는 관리요법으로 면역기능 증진, 독소배출, 혈액순환 촉진, 다이어트 효과가 있다.

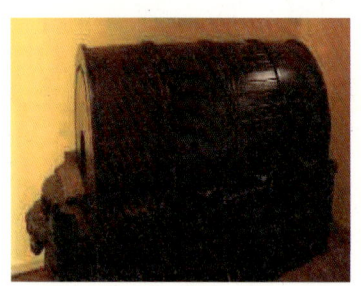 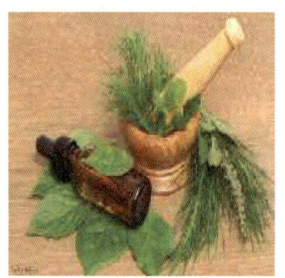 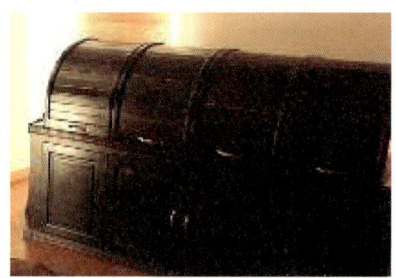

2. 동의아유르베다(DonguiAyurveda) 마사지 테크닉

1) 동의아유르베다 아비얀가 워밍 테크닉(각 스텝 5회씩)

(1) 시술자는 따뜻한 오일을 손에 묻혀서 백회, 예풍, 아문, 천주, 풍지, 대추혈 순으로 오일 도포한다. 이때 혈 자리에는 돌려주면서 오일을 도포한다.

(2) 고객의 독맥을 따라 내려가면서 오일 도포하고 올라오면서 등 전체를 세로로 세 등분하여 오일 도포하면서 액와 방향으로 쓸어준다.

(3) 어깨 감싸면서 액와로 쓸어주고 팔 상완부분을 감싸고 쓸어주면서 주관절 부분 돌려준다.

(4) 팔 하완부분 교대로 쓸어준 후 손목을 엄지로 굴려주고 손가락 방향으로 밀착하여 가볍게 빼준다.

(5) 고객의 임맥 따라 내려오면서 복부를 시계방향으로 돌려주고 올라가면서 전중혈을 둥글게 굴려주면서 가볍게 압 주고, 쇄골부분 돌려준 후 손가락 방향으로 빼준다.

(6) 등을 가로로 세 등분으로 나누어 손바닥으로 쓰다듬기 한다. 이때, '천골'부분을 손바닥으로 돌려주고 주먹으로 허리선을 가볍게 마사지 하도록 한다.

(7) 측면 부분을 아래에서 위쪽을 향하여 주먹으로 돌려주면서 액와 방향으로 빼준다.

▶ **고객을 바로 눕게 한다.**
(8) 전면 다리 전체에 오일 도포한다.

(9) 서혜부 림프관리 후에 대퇴부 쓸어주면서 내려와 슬개골을 엄지로 둥글게 굴려준 후 쓰다듬기하고 슬와 림프절을 터치하고 복숭아뼈 부분을 돌려준다.

(10) 발전체를 양 손바닥으로 감싸고 밀착하여 압 주면서 천천히 빼준다.

2) 전면관리 동작(각 스텝 8회씩)

▍전면 상체관리 동작

(1) 오일을 복부에서부터 팔목까지 전체적으로 도포하고 동작이 이어지게 타고 올라와 액와 림프절을 관리해 준다.

(2) 팔 상완을 쓸어주며 내려와 주관절을 압 주어 돌려준 후, 손바닥으로 팔 하완 부분을 교차 쓸어주고 손목과 손등 마사지와 손가락 관리를 해준다.

(3) 자연스럽게 팔부터 어깨로 올라와 가슴을 둥글게 굴려준 후 임맥으로 내려와 복부를 시계방향으로 돌려준다. 이때, 다른 한 사람은 고객의 측면을(허리, 늑골, 액와) 손바닥 밀착하여 쓸어준다.

► **서로 동작 바꾼 상태에서 복부와 측면을 행하도록 한다.**

(4) 전면 마무리 동작으로 고객의 양 팔이 나란히 되도록 하여 복부에서 임맥 따라 올라가 어깨를 가볍게 잡아주고 팔을 타고 내려와 고객의 손끝으로 천천히 빼준다.

▌ 전면 하체관리 동작

(1) 전면 다리 전체를 오일 도포하고 서혜부로 빼준다.

(2) 한 사람은 양 엄지에 힘을 주어 허벅지 세로로 등분을 하여 사선으로 내려 주고, 다른 한 사람은 손바닥 전체를 사용해 허벅지를 반죽하며 쓸어주기를 한다.
서로 동작을 바꾸어 한번 더 행하도록 한다.

(3) 슬개골 쓰다듬기 한 후 슬와 림프절 터치하고 그대로 내려가 가위손에 힘을 주어 종아리 상단 부분을 쓸어 올려주고, 엄지로 압 주며 무릎 돌려준 후 주먹 쥐고 종아리 옆면으로 쓸어주며 내려온다.

(4) 발 목 쓸어주고 발 복숭아뼈 돌려주기 한 후 발 등 쓸어주고 발가락 모두 관리해 준다.

(5) 발전체를 양 손바닥으로 감싸고 밀착하여 압 주면서 천천히 빼준다.

3) 배면관리 동작(각 스텝 8회씩)

▎배면 상체관리 동작

(1) 고객의 손끝에서 어깨, 등, 둔부까지 왕복 쓰다듬기를 가볍게 3회하고 압 주면서 1회 행한다.

(2) 고객의 손목에서 어깨를 타고 등 기립 근을 타고 내려와 손바닥 전체에 힘을 주어 둔부부분을 작은 원에서 큰 원으로 굴려준다.

(3) (2)번 상태를 반복하여 내려온 후 둔부 부분을 시술자 한손은 주먹을, 다른 한손은 편 상태로 작은 원에서 큰 원으로 굴려준 후 주먹 쥔 상태에서 고객의 측면(허리)을 압 주면서 쓸어내린다.

(4) 고객의 손목에서 어깨를 지나 팔 하완으로 등 문지르기를 행한 후 한 사람은 팔 하완 이용해서 승모근 상부 부분을 팔자모양으로 돌려주고, 다른 한 사람은 둔부에서 팔자모양으로 돌려준다.

(5) (4)번 동작을 끝내고 고객의 등 중심부에서 기립 근을 따라 어깨, 손끝까지 빼준다.

(6) 손목에서 어깨까지 쓰다듬고 주관절 이용해서 제1방광 경락 선을 따라 압 주며 천골 방향으로 내려간다.(이때 시술자의 다른 한 손은 손바닥 편 상태로 주관절을 보조하고 함께 움직인다) 팔 하완 면을 이용해서 둔부 돌려주고 힙 업 동작을 한 후 기립 근을 따라 올라와 어깨 감싸고 액와로 빼주면서 자연스럽게 팔 쓰다듬으며 마무리 한다.

(7) 등 마무리 동작으로 한 사람이 손을 모아 등 전체 쓰다듬고 어깨 감싸준 후 팔, 손끝으로 천천히 빼준다.

▍ 배면 하체관리 동작

(1) 배면 다리 전체 오일 도포한다.

(2) 다리 전체 쓰다듬기 후 허벅지, 종아리, 발바닥 쓰다듬기를 한다.

(3) 주먹을 이용해 대퇴외측근을 3부분으로 나누어 굴려준 후 서혜부 림프 관리해 준다.

(4) 한 사람은 엄지를 이용하여 대퇴부를 5등분하여 일자로 양 엄지에 압 주면서 무릎 방향으로 밀어주고, 다른 한 사람은 대퇴부를 사선으로 반죽하기 동작을 한다. 동작을 바꾸어서 한번 더 행하도록 한다.

(5) 슬와 부분을 가볍게 마사지 하고, 종아리도 대퇴부와 같이 세로로 5등분 하여 양 엄지에 압 주어 발가락 방향으로 밀어준다. 이때 시작과 마무리 시에는 승산 혈을 압 주면서 밀어주도록 한다.

(6) 발목에서 무릎방향으로 나비모양 테크닉을 한 후 슬와 림프절에서 가볍게 빼주고 종아리 양 옆선으로 내려온 후 발바닥 쓸어주기를 한다.

(7) 고객의 발가락 세운 상태에서 아킬레스 근을 마사지한 후 발을 편하게 놓고 양 엄지 이용해서 발바닥 5구역 선을 밀어주고 주먹으로 발바닥 전체를 쓸어주고, 두드려 준 후 용천혈을 중심으로 한번 더 세게 두드려 준다.

(8) 배면 다리 전체 에플라쥐 한 후 마무리 시에 시술자 양 손바닥을 고객의 발바닥에 밀착시켜서 천천히 빼주면서 마무리 한다.

4) 측면관리 동작(각 스텝 8회씩)

▌측면 상체관리 동작

(1) 고객의 측면에 오일을 도포하고 쓰다듬기 한다.

(2) 옆구리(허리선)에서 관리를 시작하여 액와 방향으로 쓸어준다.

(3) 측면을 중심으로 전, 후면 늑골 사이사이를 손가락을 이용하여 길게 파준 후 주먹으로 한번 더 쓸어 올려준다.

(4) 복부를 시계방향으로 쓰다듬기 한 후 측면의 모든 노폐물을 액와 방향으로 보내주고 견갑골을 터치하면서 손 바꾸기를 한다.

(5) 흉쇄유돌근을 기시점 방향에 맞추어 수근으로 풀어준다.

(6) 뒷목을 풀어준 후 손바닥으로 승모근 쓰다듬으면서 기립 근 타고 내려와 천골 돌려 주면서 압 준다.

(7) 자연스럽게 기립 근 타고 올라가 천종 혈 눌러주고 전체 쓰다듬기 후 마무리 한다.

▌측면 하체관리 동작

(1) 측면 다리 부분을 오일 도포한다.

(2) 허벅지 측면부분을 반죽하기 동작 후 쓰다듬기 동작을 한다.

(3) 허벅지 측면부분을 세로로 길게 나누어 양 엄지로 압 주며 올라가서 서혜부 방향으로 빼주고 내려와 무릎 쓰다듬기를 행한다.

(4) 종아리 측면을 세로로 길게 나누어 양 엄지로 압 주며 내려가서 복숭아 뼈 돌려주기를 하고 발 측면관리 후 전체 쓰다듬기 하고 마무리 한다.

5) 시로아비얀가 실기 테크닉 익히기

(1) 데워진 오일을 고객의 백회혈에 묻혀서 둥글게 굴려주며 교감한다.

(2) 고객의 머리카락을 한 손으로 털어주면서 이완시키고 머리 전체를 3등분하여 시술자 양 손가락을 이용해서 두피 전체를 굴려주고, 집어주고, 양손 모아서 두피 전체 두드려 준다.

(3) 고객 어깨를 가볍게 주물러 주고 양 손바닥 모아서 견갑골을 두 바퀴 반 굴려준다.

▶ **반대쪽도 같은 방법으로 시술해 준다.**

(4) 고객 척추 따라서 내려가면서 두드려주고 다시 올라와 두피부분 두드려 준다.

(5) 견갑골을 양손 수근으로 교차하면서 두드려 준다(둥근 모양으로)

► **반대쪽도 같은 방법으로 시술해 준다.**

(6) 고객 척추 따라서 내려가면서 두드려주고 다시 올라와 두피부분 양손 수근으로 교차하면서 두드려 준다.

(7) 주먹 쥔 상태로 어깨와 견갑골(두 바퀴 반) 두드려 준 후, 고객의 척추 따라서 내려가면서 두드려 주고 올라오면서 두드려 준다.

(8) 어깨 가볍게 주먹으로 두드린 후 팔 주관절까지, 경추부분에서 천골까지를 손바닥을 이용해서 쓸어준다.

(9) 시술자 고객의 앞으로 이동하여 인당, 신정, 태양, 예풍 혈을 압 준 후 시술자 양 손으로 동시에 고객의 어깨부터 팔까지 전체 쓸어주기를 3회 반복한다.
이때 고객의 중지 손가락 끝으로 가볍게 빼준다.

(10) 고객의 백회 혈 5cm위의 위치에서 시술자 양 손 손뼉 치기를 3회하고 마무리 하도록 한다.

6) 스웨다나 관리방법 익히기

(1) 예열 통에 물을 채운 후 고객관리 10분전에 스위치를 켜서 예열시켜 둔다.

(2) 스웨다나 바닥에 대 타올을 깔아준다.

(3) 예열을 확인한 후 고객이 불편하지 않도록 천천히 바로 누운 자세를 취하게 하고 중 타올을 이용해서 입구 틈새를 막아준다.

(4) 스웨다나 덮개를 조심해서 천천히 닫도록 하고 아이패드를 해 드린 후 불편 사항에 대해서 여쭈어보도록 한다.
ex) 온도의 고저, 누운 자세의 불편함 등

(5) 5분부터 20분까지 고객 니즈에 맞춤한 스웨다나를 시행 하도록 한다.
이때 테라피스트는 고객주변에서 떠나지 않고 체크하도록 한다.

(6) 스웨다나 관리가 종료되면 고객 앉힌 상태에서 겉 가운을 입혀드린 후 가볍게 스트레칭 하여 등과 어깨, 목을 풀어준다.
이때, 고객의 몸에 찬 공기가 닿지 않도록 타올을 덮어주면서 가운을 입히도록 한다.

(7) 준비된 음양탕을 드시도록 하고 샤워를 하실 수 있도록 안내한다.

▶ **음양탕의 효과는 관리 후에 드실 경우, 신진대사 촉진과 노폐물 배출에 도움이 된다.**
▶ **샤워 전에 반드시 드시도록 권유한다.**

7) 시로다라 관리방법 익히기

(1) 베드 상체부분으로 비닐을 깔고 시로다라 거치대에 연결된 무명실의 상태를 확인한 후 오일 받이를 베드아래 놓도록 하고 약 2,000ml의 데워진 오일을 준비하도록 한다.

(2) 고객을 시로아비얀가 후 베드에 바로 눕히고 준비된 탈지면 헤어밴드를 이용하여 고객에게 헤어 밴딩과 아이패드를 해준다.

(3) 데워진 오일을 시로다라 용기에 부어서 무명실을 타고 오일이 잘 내려올 수 있도록 조절한 후, 고객의 인당을 중심으로 하여 이마 전체 수평부분에 용기를 좌우로 천천히 흔들어 주면서 오일을 떨어뜨려준다.
이때 다른 한 사람의 테라피스트는 고객의 머리카락을 부드럽게 천천히 쓸어 내려 주는 동작을 행한다.
고객의 상태에 따라 20분부터 30분간 관리 진행 가능하다.

▶ **관리 종료 후 오일은 필터링하여 고객 본인의 당일관리 포함하여 3회까지 관리 사용이 가능하다.**
▶ **시로다라 관리는 연이어 기본 3회 관리를 행한다.**

8) 포디키치 관리방법 익히기
▶ **아비얀가 관리가 종료된 후 고객을 측면(좌측)으로 눕도록 하여 좌, 우측면을 포디키치 관리로 마무리 한다.**
(1) 만들어진 핀다를 따뜻하게 데워서 핀다 밑면에 오일을 가볍게 묻힌다.

(2) 시술자 양 손에 준비된 핀다를 잡고 견갑골 부분을 둥글게 굴려서 두드려 주고 척추기립 근을 따라 내려와 둔부부분을 반원으로 굴려서 두드려준다.

(3) 다시 두드리면서 고객의 상체부분으로 이동하여 견갑골 부분을 8자 모양으로 두드려 주고 척추기립 근을 따라 내려와 둔부→허벅지→종아리를 두드려 준 후 상체로 이동하면서 두드려 준다.

(4) (3)번의 동작을 연속 3회 정도 반복한다.

(5) 핀다의 압을 이용해서 천골→환도→승부→승산 혈 부분을 압 주면서 굴려준다.

(6) 고객을 반대편 측면(우측)으로 자세를 잡게 하고 좌측과 동일하게 관리한 후 마무리 한다.

9) 약초와 곡물류를 이용한 핀다 만들기

(1) 준비물 : 핀다 재료(약초, 곡물류), 광목천, 스파츌라(대), 가위
(2) 만드는 방법
① 광목천을 용도(얼굴용/바디용) 크기에 맞게 사각으로 재단한다.

② 광목천을 가로 길이로 길게 재단하여 핀다 끈을 만든다.

③ 준비된 사각 천에 일정량(용도에 맞게)의 재료(약초 or 곡물)를 넣는다.

④ 재료를 중간에 두고 사각 천의 각각의 깃을 모아서 돌려준다.

⑤ 재료가 흘려지지 않도록 단단하게 말아서 모은 것을 반으로 접어준다.

⑥ 가로길이로 준비된 광목 끈을 이용하여 아래서부터 단단하게 묶고 돌려주면서 단단하고 예쁜 손잡이를 만들어 준다.

XII. 한방의 종류와 효능 및 한방차를 이용한 시너지 관리요법

1. 한방의 종류와 효능
2. 한방차를 이용한 시너지 관리요법

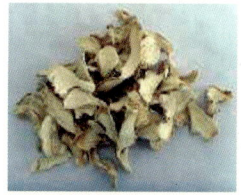
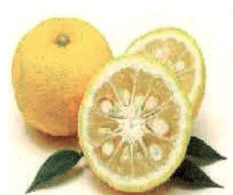

1. 한방의 종류와 효능

한약재 종류	효능
감초 甘草	감초나무의 뿌리와 줄기를 건조한 것으로 위장을 편안하게 해준다. 해독 기능으로 온갖 약의 독을 풀어주어 조화시키는 효과가 있으며 가벼운 통증과 염증을 가라앉히는 효능이 있다. 단단하고 묵직하며 단맛이 강한 것이 좋다. 국로(國老-나라의 원로)라고도 불린다.
갈근 葛根	칡의 뿌리를 건조한 것으로 근육의 피로를 풀어주고 설사를 멎게 하며 답답함을 내려가게 하고 갈증을 풀어준다. 특히 음주 후 근육통에 사용하면 좋다.
건강 乾薑	생강을 건조한 것으로 몸을 따뜻하게 하고 혈액순환이 잘되게 하며, 곽란으로 토하고 설사하는 것과 찬 기운으로 명치가 아플 때나 설사를 하게 될 때 사용한다.
계지 桂枝	육계의 어린 가지를 건조한 것으로 발한작용과 경맥을 따뜻하게 하고 잘 돌게 하여 혈액순환을 촉진시킨다.
계피 桂皮	육계의 나무껍질을 건조한 것으로 속을 따뜻하게 하며 혈액순환이 잘되게 한다. 수정과의 재료나 커피에 향을 더하는데 사용된다.

한약재 종류	효능
곽향 藿香	곽향의 전초(풀 전체)를 건조한 것으로 방향성(芳香性)을 가지고 있고, 위장을 편안하게 해 주어 구토나 설사에 필요한 약재이다.
구기자 枸杞子	구기자나무의 익은 열매를 건조한 것으로 간신(肝腎)의 기능을 보하여 피로회복과 무릎, 허리 등의 관절을 보호한다. 정기를 보하여 눈을 맑게 해주고, 마음을 안정시키며 장수하는데 도움을 준다.
귤피 橘皮	귤의 껍질을 건조한 것으로 뭉친 기운을 흩어지게 하여 소화가 잘되게 하고 가래를 삭이며 대소변을 잘 보게 한다. 지방분해 효과가 입증되면서 다이어트에도 사랑받는 약재이다.
길경 桔梗	도라지의 뿌리를 건조한 것으로 기의 순환을 원활하게 도와 목, 가슴, 옆구리 등의 통증을 완화시키고 호흡기계에 이상이 있을 때 치료에 도움을 준다.
당귀 當歸	당귀의 뿌리를 건조한 것으로 혈액을 보하고 어혈을 제거하며 혈액순환에 도움을 준다. 특히 여성의 자궁질환에 꼭 필요한 약재로 떠나간 임을 당연히 돌아오게 한다는 뜻으로 약재 이름을 당귀라 부른다고 한다. 뿌리가 굵고 겉껍질이 황갈색을 띠며 속껍질은 연한 황백색이 돌고, 향이 강하고 바짝 말라있는 것보다는 약간 수분기가 있는 것이 좋다. 여성 질환에 중요한 약재로 쓰이는 당귀를 기억하자.

XII. 한방의 종류와 효능 및 한방차를 이용한 시너지 관리요법

한약재 종류	효능
대조 大棗	대추를 건조한 것으로 위장을 편안하게 해 주고 마음을 안정시키며 여러 가지 약재들을 잘 조화시킨다. 지나치게 크지 않으며 쪼글쪼글하게 잘 말려진 것이 좋다.
두충 杜沖	두충의 나무껍질을 건조한 것으로 근골을 튼튼하게 하여 허리와 무릎 등의 통증을 다스리고 정기를 돋아준다.
맥아 麥芽	보리를 건조한 것으로 기운을 돋우고 소화기능을 도와준다.
맥문동 麥門冬	맥문동의 덩어리 뿌리를 건조한 것으로 호흡기의 기능을 원활히 하고, 열독을 풀어주며 마음을 안정시킨다. 굵으며 부서지지 않고 속심을 뺀 것이 좋다.
목단피 牧丹皮	모란의 뿌리껍질로 혈(血)을 통하게 하여 어혈을 풀어주고 타박상을 가라앉히며 혈액순환을 돕는다.
박하 薄荷	박하의 지상부(뿌리를 제외한 부분)를 건조한 것으로 발한과 해독 작용이 있으며 피로를 풀어주어 몸을 가볍게 해 준다. 페퍼민트라고도 칭한다.

한약재 종류	효능
반하 半夏	반하의 덩이줄기를 건조한 것으로 담을 없애주고 소화도 잘되게 하며 기침, 가래, 숨찬 증상 등을 개선시킨다.
방풍 防風	방풍의 뿌리를 건조한 것으로 풍증(어지럼증, 손 떨림, 마비증세, 관절통 등)을 치료하고 식은땀을 멎게 하며 마음을 안정시킨다.
백복령 白茯苓	복령의 균 핵을 건조한 것으로 위장을 편안하게 하며 입맛을 돋우고 소변을 잘 보게 하여 부기를 가라앉힌다. 두껍지 않고 지나치게 흰색을 띠지 않아야 한다.
백작약 白芍藥	백작약의 뿌리를 건조한 것으로 혈액순환을 잘되게 하며 어혈을 풀고 통증을 가라앉힐 뿐만 아니라 피로회복에도 잘 듣는다. 단단하고 손으로 꺾었을 때 쉽게 꺾어지며 잿빛이 연하게 도는 것이 좋다.
백출 白朮	삽주의 뿌리를 건조한 것으로 비위 기능을 튼튼하게 하여 소화가 잘되게 하고 허하고 냉한 속을 따뜻하게 한다. 잔뿌리가 없는 것이 좋으며 굵고 향이 강한 것이 좋다. 통통하며 점성과 조직이 치밀하고 단단한 것이 좋다.
산수유 山茱萸	산수유나무의 익은 열매를 건조한 것으로 신(腎)을 보하며 정력을 향상시키고 허리, 무릎 관절을 따뜻하게 한다.

XII. 한방의 종류와 효능 및 한방차를 이용한 시너지 관리요법

한약재 종류	효능
산약 山藥	산약의 뿌리줄기를 건조한 것으로 피로를 풀어주고 기력을 돋우며 마음을 안정시킨다. 흔히 '마'라고 불리는데 겉은 붉은 빛이고 잘랐을 때는 흰 것이 좋다.
산조인 酸棗仁	멧대추의 씨를 건조한 것으로 스트레스를 풀어 주며 마음을 안정시키고 숙면을 돕는다.
생강 生薑	우리가 양념으로 사용하는 생강을 말한다. 몸을 따뜻하게 하고 가래를 삭이며 속을 편안하게 해 준다.
석창포 石菖蒲	석창포의 뿌리줄기를 건조한 것으로 마음을 안정시키며, 머리뿐 아니라 몸을 가볍게 해 준다.
소엽 蘇葉	소엽의 잎을 건조한 것으로 냉기를 없애고 막힌 것을 풀어 주며 배설 기능을 원활히 한다.
숙지황 熟地黃	지황의 뿌리줄기를 증포한 것으로 혈을 보하고 기운을 돋우며 근육과 골격을 튼튼하게 한다. 쪄서 말리는 증포의 과정을 9차례 반복하여 만든다. 윤이 나고 약간 진득진득하며 부드럽고 가위로 잘랐을 때 단면이 균일하고 일정한 것이 좋다.

한약재 종류	효능
승마 升麻	승마의 뿌리줄기를 건조한 것으로 해독기능과 소염작용을 가지고 있다.
시호 柴胡	시호의 뿌리를 건조한 것으로 허하고 피로하여 오르는 몸의 열을 내려 주고 근육통을 풀어 준다.
영지 靈芝	기력을 보호하고 혈액을 맑게 해 주는 효능이 있다. 갓이 약간 오므라들고 탄력이 있으며, 색은 연한 갈색이나 주황빛이 도는 황갈색이 좋다.
오미자 五味子	오미자의 익은 열매를 건조한 것으로 호흡기계의 기능을 원활히 하고 기운을 돋운다. 다섯 가지 맛을 다양하게 가졌다 하여 오미자라고 불리지만, 실제로는 신맛이 제일 강하다. 향이 나고 약간 큼직하며 색은 자색이나 보라색을 띠는 것이 좋다.
용안육 龍眼肉	용안의 열매에서 껍질을 제거한 것으로 나쁜 기운을 없애고 마음을 안정시킨다.

한약재 종류	효능
우슬 牛膝	우슬의 뿌리를 건조한 것으로 관절과 근골을 튼튼히 해 주고 통증을 완화시키는 효력이 있다. 약재 이름에 무릎 슬자가 있듯이 실제 무릎 관절통에 자주 쓰이는 약재이다.
원지 遠志	원지의 뿌리를 건조한 것으로 마음을 안정시키며 스트레스로 인한 증상을 완화시킨다. 원지라는 약재 이름을 보면, 멀 원자에 생각 지자를 쓰고 있다. 생각을 멀리 보낸다는 뜻으로 스트레스를 치료하는 약재이다.
의이인 薏苡仁	율무를 말한다. 부기를 가라앉히고 호흡기계에 일어나는 병증을 완화시킨다. 지나치게 굵지 않으며 부서진 것이 없는 것이 좋다.
인삼 人蔘	인삼의 뿌리를 건조한 것으로 기운을 보하고 마음을 안정시키며 집중력을 높여준다. 속이 단단하며 껍질과 속이 분리됨이 없이 꽉 차 있고 들어 보았을 때 묵직하며 향이 강한 것이 좋다.
저령 猪苓	저령의 균 핵을 건조한 것으로 막힌 기운을 내려주어 소변을 잘 보게 하고 부기를 가라앉힌다.
죽여 竹茹	대나무 솜대의 줄기에서 껍질을 제거한 중간층을 건조한 것으로 위로 치밀어 오르는 기운과 열을 내려준다.

한약재 종류	효능
지각 枳殼	탱자나무의 열매를 7~8월에 채취하여 건조한 것으로 담을 삭이고 호흡기계와 장의 기능을 원활하게 한다.
지실 枳實	탱자나무의 열매를 5~6월에 채취하여 건조한 것으로 막힌 기운을 풀어주어 위장기능을 원활하게 하고 통증을 가라앉힌다.
천궁 天芎	천궁의 뿌리줄기를 건조한 것으로 혈을 보하고 어혈을 풀어주며 통증을 가라앉힌다.
택사 澤瀉	택사의 덩이줄기를 건조한 것으로 소변을 잘 보게 하고 열을 내려준다.
향부자 香附子	향부자의 뿌리줄기를 건조한 것으로 기를 조절하여 답답하고 막힌 것을 풀어준다.
황기 黃ヒ	황기의 뿌리를 건조한 것으로 허한 것을 보하고 기운을 돋게 한다. 땀이 많으면, 황기를 푹 고아 먹거나 닭과 같이 넣어 끓여 먹곤 하는데 허약하여 식은땀을 많이 흘리는 사람들에게 도움이 된다. 잔뿌리가 많고 길며 향이 있는 것이 좋다. 유피(껍질이 있는 것)한 것이 좋다.

XII. 한방의 종류와 효능 및 한방차를 이용한 시너지 관리요법

한약재 종류	효능
황백 黃柏	황백나무의 껍질을 건조한 것으로 열을 내려주며 해독작용을 한다.
후박 厚朴	후박나무의 껍질을 건조한 것으로 위장을 따뜻하게 하고, 위의 기능을 도와 소화를 잘되게 하고 담도 삭인다.
애엽 艾葉	애엽은 인체에 차가운 기운을 날리고 통증을 완화시키는 작용이 있으며 경락을 따뜻하게 하고 출혈을 멈추게 한다. 소량의 독성을 가지고 있는 약재로 과량 복용하거나 장기 복용은 열증이나 음기를 상하게 할 수 있으므로 주의하도록 한다.

2. 한방차를 이용한 시너지 관리요법

1) 유자차

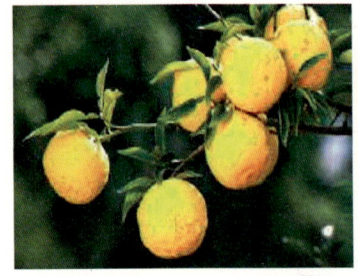 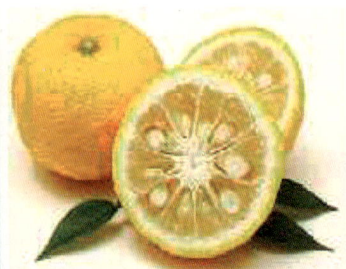 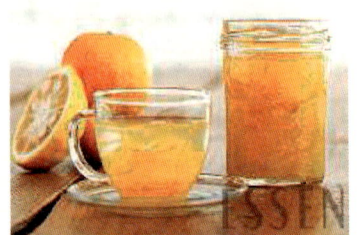

유자는 10월경에 과실을 채취한 것으로 신맛이 나고 기운은 서늘하다.

(1) 차 만드는 법
① 생으로 썰어서 차를 끓이는 방법
② 얇게 썰어서 설탕을 사이사이에 쳐서 15~30일 정도 보관 후 음용

(2) 효능
① 사과산과 호박산, 당분 등 함유→ 구토, 주독, 소화 장애, 피로해소, 숙취 해소, 구강 청결, 두통해소 등에 효과
② 유자의 헤스페리딘 성분→ 모세혈관파열, 뇌출혈 예방

2) 오미자차

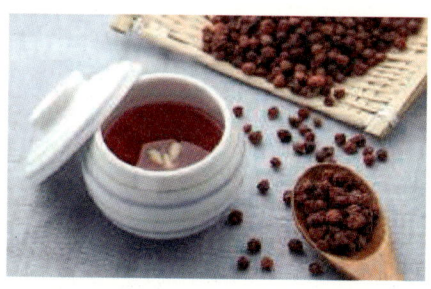
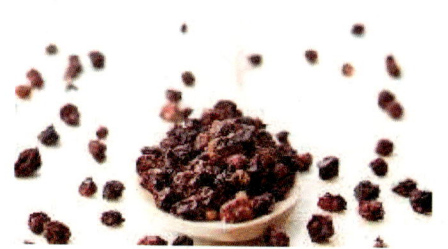

오미자는 10월 하순경 열매가 완전히 성숙하였을 때 따서 오물을 제거하고 채로 쳐서 시루에 넣고 살짝 쪄서 통풍이 잘 되는 곳에 널어서 말리면 되는 것으로 신맛이 나고 기운은 따뜻하다.

(1) 차 만드는 법
① 물 2L를 끓여서 그 물에 오미자를 20알정도 넣고 10시간 이상 우려 낸 후에 오미자를 건져내고 차를 마실 때 마실 양만큼 데워서 마신다.

(2) 효능
① 중극신경을 흥분시키며 심장의 혈관을 조정하여 주므로 혈액순환 개선과 시력 완화, 자궁 수축작용이 있다.
② 혈압하강, 위액분비 조절, 담액 분비 촉진, 자양, 강장, 피로, 만성설사를 다스린다.

3) 대추차
대추는 추석을 전후하여 채취하며 햇빛에 말리어 쓰게 되는데 달콤하며 기운은 따뜻하다.

(1) 차 만드는 법
① 물 2L에 대추 70g을 넣고 15분정도 끓인 후 찌꺼기는 건져낸다.

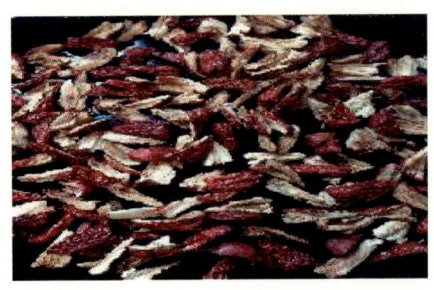
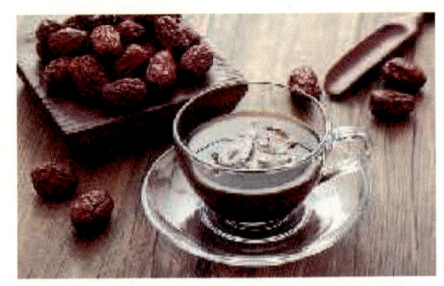

(2) 효능

① 단백질과 당분, 유기산, 점액질A, B2, C 미량 함유, 칼슘, 인, 철분 등도 함유되어 있다.
② 기운보강, 이뇨작용과 강장작용, 진정 효과→ 위가 허약하여 음식 맛이 없고, 비장이 약하여 변이 묽은데 좋다.
③ 혈액순환, 불면증, 신경성 히스테리
④ 백약 해독시키는 효능→ 임파선 암, 장암, 뇌암, 위암, 자궁암, 방광암, 직장암 등에 효과(암 억제 효과)

▶ 주의 : 변비가 있는 사람은 변이 굳어질 염려가 있으므로 가급적 마시지 않는 것이 좋다. 본초학에 "대추를 지나치게 먹으면 기를 상 한다" 하였으니 과용 하지 말고 적당량을 복용 하는 것이 중요하다.

4) 귤 차

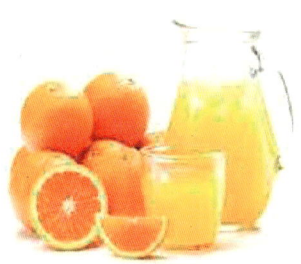
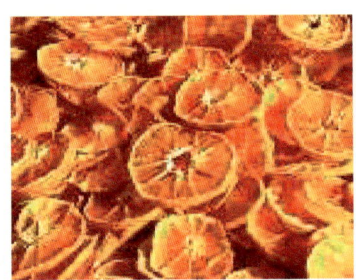
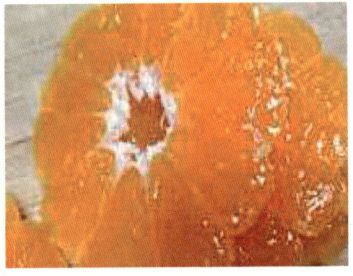

피로회복 효과에 아주 좋다.

(1) 차 만드는 법: 재료-귤 10개/ 설탕 1컵/ 물 1컵

① 먼저 냄비에 설탕과 물을 넣고 절반으로 줄어들 때까지 달여 설탕시럽을 만든다.
② 귤은 흐르는 물에 깨끗이 씻은 다음 물기를 닦아낸다.
③ 껍질을 벗겨 껍질과 알맹이를 얇게 썬다.

④ 잘게 썬 귤은 용기에 빡빡하게 눌러 담고 설탕시럽을 부어 귤 청을 만든다.
⑤ 냉장고에 20일정도 보관한 후 사용한다.

(2) 효능
① 비타민 C, 구연산과 정유, 레몬이 들어 있어 피로회복에 좋다.

5) 하수오차(할미쭉빡뿌리)

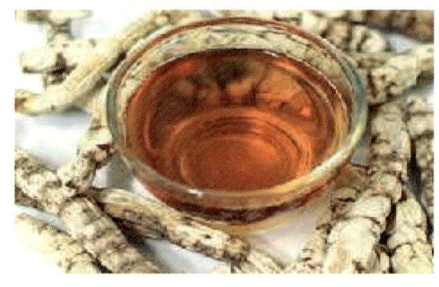
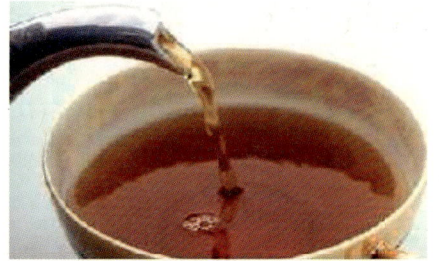

하수오차(할미쭉빡뿌리)는 할미쭉빡의 뿌리이다. 가을에서 이른 봄 싹이 나오기 전에 뿌리를 채취하는 것이 상품이며, 달면서 쓴 맛이 있고 인삼 맛과 비슷하다. 기운은 더운 성질을 가지고 있다.

(1) 차 만드는 법
① 물 2L에 하수오를 70g 넣고 15분정도 끓인다.

(2) 효능
① 회분 3.87~4.96%, 산불용성 회분 0.91~10.07% 이외에 성분 함유
② 오랜 병으로 인하여 허약해진 사람들에게 좋은 차이다.
③ 머리를 검게 하고 보혈작용, 빈혈 예방, 관절과 허리가 시큰시큰하며 아픈 것과 약한 것을 치료한다.
④ 신경쇠약증, 장출혈 방지, 변비

▶ '하수오차를 마시면 머리가 검어진다' 하였는데 이 유래는 하씨라는 사람이 어느 날 이상한 덩굴이 힘차게 나무위로 뻗어있는 것을 보고 이상하게 여겨 이 뿌리를 캐서 먹어보니 맛과 향기가 좋아 계속하여 먹었더니 흰머리가 까마귀 머리처럼 검어지게 되자 자기 성인 '하'자와 머리 '수'자에 까마귀 '오'자를 사용하여 '하수오'라고 이름을 지었다는 전설이 후세에까지 내려오게 된 것이다.

6) 의이인(율무, 염주)차

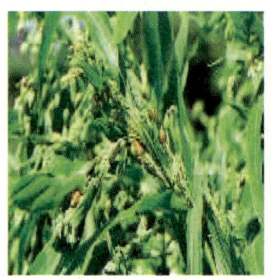 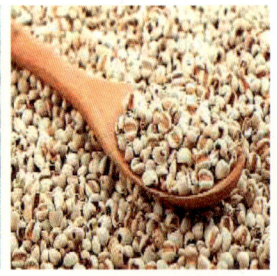 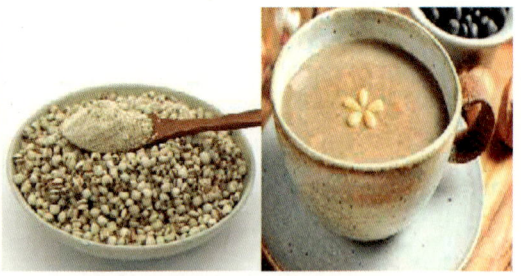

율무의 열매를 쓰는 것이며, 가을에 종자를 채취하여 외피를 제거하고 햇빛에 말린 것으로 가루로 만들어 물에 타서 마시는 방법과 끓여서 마시는 방법이 있다.

(1) 차 만드는 법
① 의이인을 살짝 볶아서 주머니에 담아 물 2L에 넣어서 15분정도 끓이게 되면 차가 된다. 계피를 조금 넣어서 끓이게 되면 차 맛이 더욱 좋다.

(2) 효능
① 전분, 단백질, 지방, 당분, 회분, 아미노산, 로이신, 티로진 등의 성분 함유
② 치습작용이 강하며 비만증에 좋다.
③ 설사나 습으로 인하여 생긴 병, 부종, 근육이 땅기며 관절을 폈다 구부리기가 힘들 때 좋다.
④ 비장과 폐를 보하며 부인들의 대하증, 장암과 폐암에도 효과 있다.
⑤ 의이인 차를 계속하여 마시게 되면 몸이 가벼워지며 비만으로 인하여 생기는 후유증이 전혀 생기지 않으며 아픈 곳이 없어지게 된다.

7) 진피 차(귤껍질)

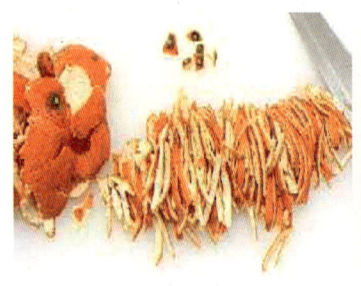 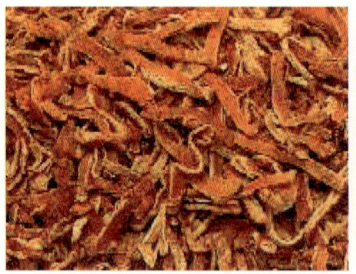 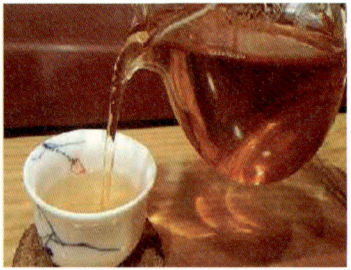

진피는 귤의 껍질을 말한다. 가을에 열매가 성숙되었을 때 껍질을 벗기어 말린 것으

로 매운맛과 쓴 맛이 있으며 기운은 따뜻하다.

(1) 차 만드는 법
① 귤껍질을 채 썰 듯이 잘게 썰어서 물 2L에 70g을 넣고 15분정도 끓인다.

(2) 효능
① 심장 수축력 증가, 혈액수량 증가, 위와 장의 운동 도와주고 염증을 억제시키는 작용을 한다.
② 비장을 튼튼하게 하며 습을 제거하고 가래를 없애준다.
③ 식욕증진, 구토방지, 기침과 담이 같이 나오는 것을 멈추게 한다.
④ 생선 먹은 후 중독에도 효과가 있다.

8) 황기 차

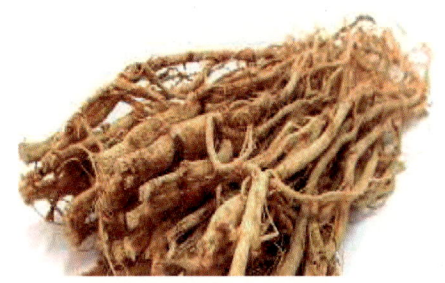
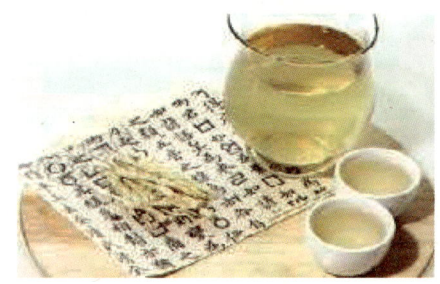

가을에 캐서 흙을 깨끗이 제거하고 위대는 잘라버리고 뿌리만 말린 것으로 차 재료로 쓸 때는 잔뿌리와 머리를 잘라버리고 몸통만 잘게 썰어서 사용한다. 단맛이 나고 기운은 약간 더운 약재이다.

(1) 차 만드는 법
① 황기를 굵고 살이 통통하게 생긴 좋은 것을 골라서 잔뿌리와 머리는 잘라 내고 몸통만 잘게 썰어서 준비한다.
② 준비된 황기 70g을 물 2L에 넣고서 15분정도 끓이면 황기차가 된다.
③ 이때 오미자 10알, 계피 4g을 넣으면 효과가 더 좋다.

(2) 효능
① 황기에는 교질, 점액질, 전분, 포도산, 적유산, 비타민B, 자당 등의 성분 함유
② 강심작용, 심장 수축작용과 중독성 없애고 과로로 인한 지친 심장을 강하게 하여준다.

③ 전신 말초신경 확장, 피부 혈액순환, 이뇨작용, 땀을 멈추게 함.
④ 모세 혈관의 저항력을 강하게 하는 작용, 신장염, 자궁수축, 탈항과 자궁 하수에 탁월한 효과
⑤ 허약체질, 저혈압, 잦은 피로에 효과
⑥ 황기 차는 설탕보다 꿀과 함께 먹으면 시너지 효과가 있으며 황기 차에 인삼을 조금 넣고 만들면 효과는 배가가 된다.

▶ **주의** : 황기는 익기 시키는 성분이 있으므로 고혈압환자나 심열이 있는 사람은 피하는 것이 좋다. 땀이 전혀 안 나오는 사람이 마시게 되면 가슴이 답답한 증상이 생길 수 있다.

9) 곽향 차

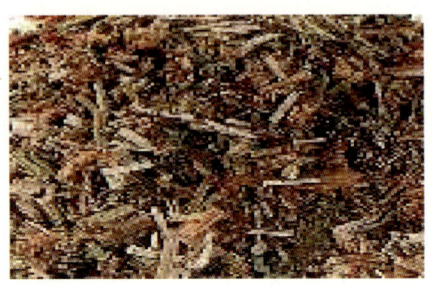 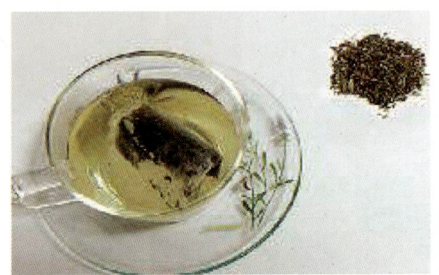

대추나무 열매이며 6~7월 꽃피는 시기에 채취하여 잘게 썰어서 햇빛에 말린 것으로 달콤한 맛이 나며 기운은 따뜻하다.

(1) 차 만드는 법
① 곽향을 깨끗이 손질하여 물 2L에 곽향 50g을 주머니에 넣고서 15분정도 끓인다.

(2) 효능
① 소화불량, 식욕부진, 구토, 습 제거, 기분을 상쾌하게 하는 성분이 있다.
② 여름감기나 물이나 습기가 많은 곳으로 인하여 생기는 감기에 좋다.
③ 두통, 답답한 가슴, 설사, 이질, 구취제거에 효능

10) 당귀차

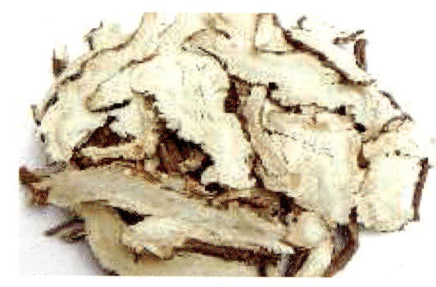 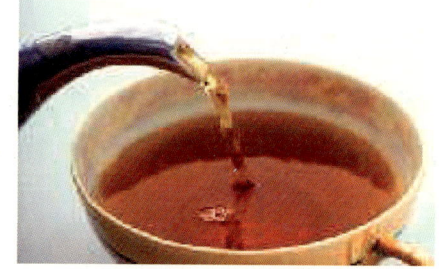

늦가을에 채취하여 깨끗이 씻어서 통풍이 잘되는 곳에서 말려야 하며 당귀는 기름기가 많아 곰팡이나 벌레의 침해를 받기 쉬우므로 건조한 곳에 보관하여야 한다. 달면서 쓴맛이 있고 기운은 더운 기운이 있다.

(1) 차 만드는 법
① 물 2L에 당귀뿌리는 버리고 몸통만 잘게 썰어서 40g을 계피 7g과 같이 넣어서 15분 정도 끓인다.

(2) 효능
① 비타민 E, B12, 휘발성 등의 성분 함유
② 특히 여성에게 좋은 차이며, 자궁 수축작용, 여성호르몬 분비, 원활한 혈액 공급, 변비, 월경불리, 월경불순, 월경통증, 혈액 속 노폐물제거, 혈압 조정, 스트레스에 탁월한 효능이 있다.
③ 빈혈, 신경예민, 창백한 혈색, 피부 까칠하고 윤기 없는 사람에게 좋다.
▶ 부인들의 자궁에 경련이 있을 때 당귀차를 마시면 가라앉는다.
▶ 주의 : 비위가 허약한 사람은 소화 장애가 생길 수 있다.

11) 갈근차

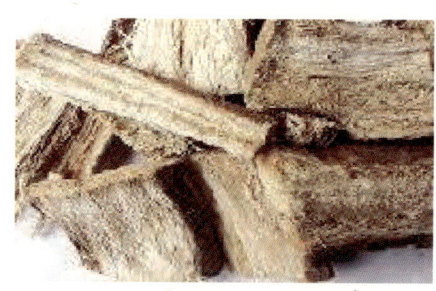 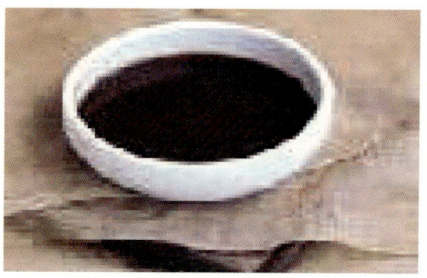

갈근은 칡의 뿌리를 말하며, 가을에 뿌리를 캐서 물에 깨끗이 씻어 잘게 썰어서 햇빛에 말려 쓰는 것으로 달면서 약간 매운 맛이 있으며 기운은 덥지도 차지도 않다.

(1) 차 만드는 법
① 물 2L에 갈근을 50g정도 넣고서 15분정도 끓여서 마시며 찌꺼기는 즉시 건져내는 것이 좋다.

(2) 효능
① 해열작용, 근육경련, 땀을 나게 하며 갈증과 설사를 멈추게 한다.
② 진정작용, 열 감기, 두통치료, 혈압하강작용, 협심증, 주취, 주독에 효과
③ 귀가 밝아지며 하루에도 몇 번씩 열이 올랐다 내렸다 하는데 좋다

12) 들국화 차

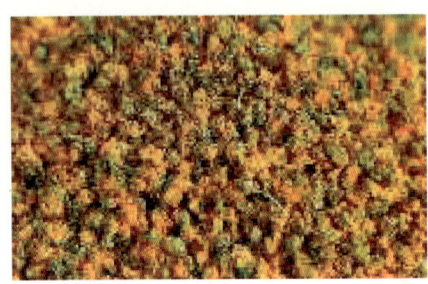 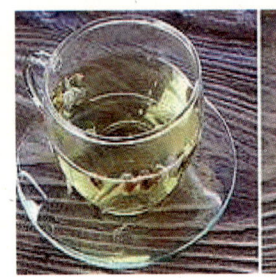 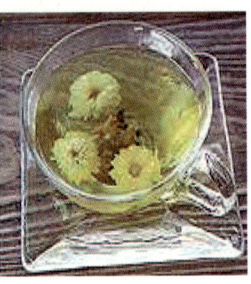

10월 하순에 꽃이 만발할 때 채취하여 불순물을 깨끗이 제거해 물에다 씻은 후 물기를 없애고 시루에 살짝 쪄서 햇빛에 말려서 쓰는 것으로 달면서 쓴맛이 나고 기운은 서늘하다.

(1) 차 만드는 법
① 물 2L에 들국화 50g을 주머니에 넣어서 끓여서 마신다.

(2) 효능
① 감기, 결핵균을 억제하는 성분이 들어 있다.
② 열을 내려주고 눈을 맑게 하며 어지러움을 없애준다.
③ 눈 충혈과 심장의 번열증, 부종, 해열 및 진정작용, 상부 열, 풍, 소염 작용

13) 건강 차(마른 생강)

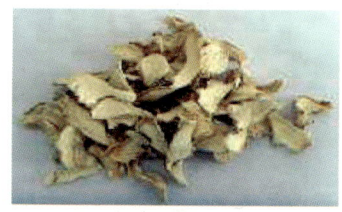 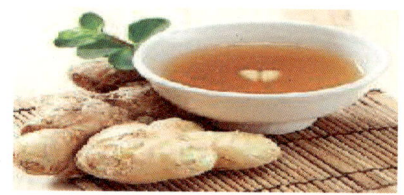

가을에 서리가 내리기 전에 캐서 물에 깨끗이 씻어 잔뿌리를 떼어내고 물에 3~6시간 정도 담아 두었다가 건져내어 얇게 썰어서 햇빛에 말린 것으로 매운 맛이 있고 기운은 더운 기운이 있다.

(1) 차 만드는 법
① 물 2L에 생강 30g을 넣고서 15분정도 끓인다.

(2) 효능
① 건강(생강) 속에는 결정성, 신탈, 진게론, 신미, 쇼가올 전분 등의 성분 함유
② 위나 장이 냉하여 소화가 잘 안되고 설사를 하는데 좋은 차다.
③ 구질과 구토증상, 팔과 다리가 냉하여 추위를 타는데 좋으며 풍, 한, 습, 비 로 인하여 몸에 이상이 생겼을 때 좋다.
④ 코피출혈, 하혈, 변에 피가 섞여 나올 때, 입으로 피를 토하는 등 하혈과 간에 피가 나오는데 효과

14) 산수유 차

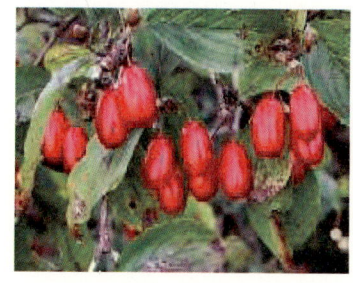 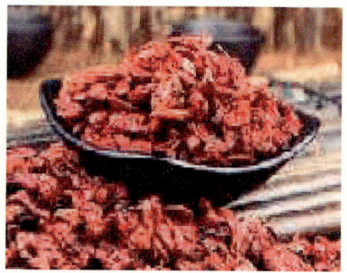 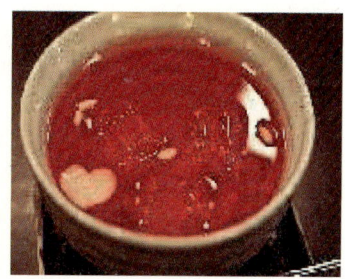

산수유는 10~11월에 열매가 익은 것을 따서 씨를 빼내고 통풍이 잘되는 곳에서 햇빛에 말려서 쓰는 것으로 신맛이 나고 기운은 약간 더운 기운이 있다.

(1) 차 만드는 법

① 산수유를 깨끗이 손질하여 물 2L에 산수유 40g, 당귀 7g, 감초 5g을 넣어서 15분정도 끓인다.

(2) 효능

① 산수유에는 전분, 주석산, 임금산, 자산, 당분, 수지유산, 결정성산, 프로테인, 콜인, 지방, 회분 등이 함유

② 간, 신장, 정력, 허리와 무릎통증, 잦은 소변에 좋다.

③ 이명, 허약하여 땀이 그치지 않을 때 땀을 그치게 한다.

④ 심장이 허약하여 맥이 약하고 흩어지는 사람에게 쓰는 좋은 차이다.

▶ 한방에서 육미지황 탕이라는 남자들에게 중요한 처방이 있는 데 이 처방에 없어서는 안 되는 아주 중요한 약재이다.

15) 오가피 차

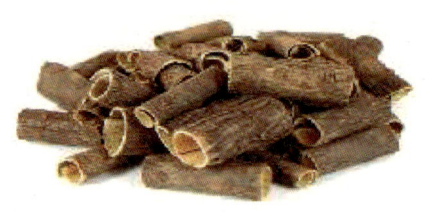 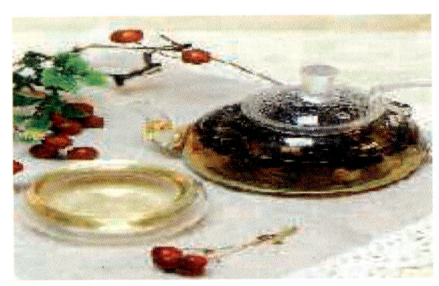

오가피는 여름과 가을에 채취하여 오가피나무의 껍질을 벗겨서 햇빛에 말린 후 잘게 썰어서 쓰는 것으로 신맛이 나고 기운은 따뜻하다.

(1) 차 만드는 법

① 오가피의 부스러기를 제거한 후 물 2L에 오가피 40g과 대추 5개, 계피 7g을 같이 넣어서 끓인다.

(2) 효능

① 휘발성, 유기산, 알카로이드제, 수지, 단백질, 화분, 유산 등의 성분 함유

② 인체 저항력, 면역성증대, 근육경련, 요통, 수종, 각기, 하반신 불신, 관절염, 피로, 허약체질 등에 아주 좋다.

16) 모과차

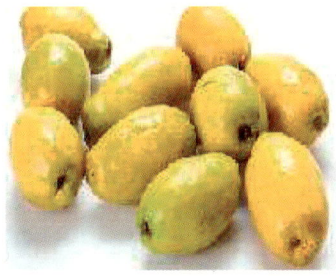 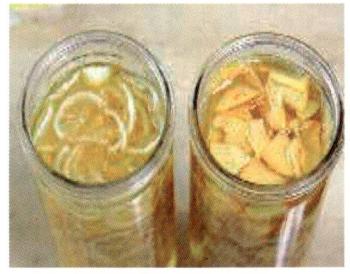 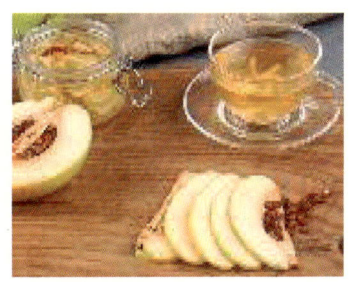

모과나무 과실로 9~10월에 익을 과실을 따서 끓는 물에 5~10시간 담았다가 건져서 햇빛에 주름이 잡힐 정도로 말랐을 때, 2쪽이나 4쪽으로 쪼개서 붉은색이 나올 때까지 말린 것으로 신맛이 나고 기운은 약성으로 덥다.

(1) 차 만드는 법

① 모과를 생으로 차를 만들 때
　모과를 얇게 썰어서 모과 한 쾌 놓고 그 위에 설탕 뿌리기를 반복하여 밀폐된 병이나 항아리에 넣어 15~30일 정도 두었다가 적당량을 넣고 차를 끓인다.
② 마른 모과로 차를 만들 때 물 2L에 모과 40g과 계피 5g을 넣어서 15분정도 끓인다.

(2) 효능

① 임금산, 주석산, 비타민C, 등의 성분 함유
② 위를 따뜻하게 하고 습을 제거한다.
③ 구토나 곽란을 치료하고 설사를 멎게 하며 근육경련이 일어나는 것을 막아 준다.
④ 류마티스성 마비, 각기증, 수종, 이질을 치료하며 간을 편안하게 하여준다.

17) 감잎 차

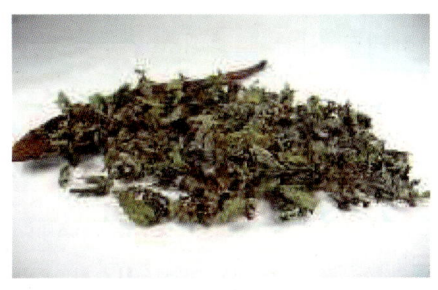 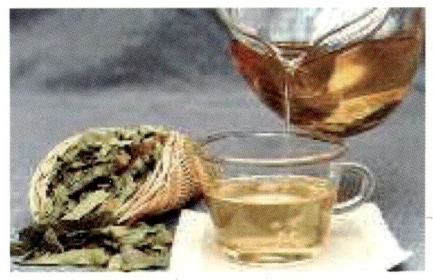

5~6월쯤 감나무의 감잎에 영양분이 가장 많은 시기에 채취한다. 이 시기가 지나면 성

분이 1/3로 감소하게 된다. 감잎을 채취하여 시루에 살짝 쪄서 말려야 되는데 너무 지나치게 찌게 되면 감잎의 영양분이 파괴되므로 주의해야 한다.

(1) 차 만드는 법
① 감잎을 쪄서 잘 말린 것을 뜨거운 물에 적당량을 우려내서 마신다.

(2) 효능
① 비타민 C, 비타민 B, K등이 함유
② 기침, 폐기종, 각종 내출혈에 특출한 효능
▶ 감잎 차에는 카페인이 없으므로 많이 마셔도 잠을 못 자서 고생하는 일은 없다.

18) 덩굴 차

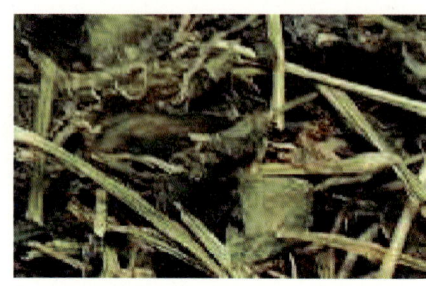 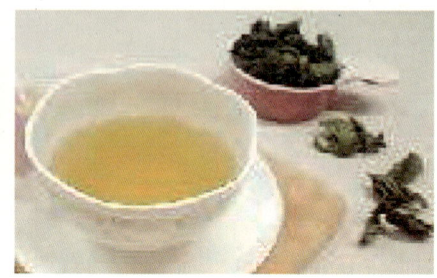

덩굴로 되어 있으며 습기가 많은 곳에서 자생하며 제주도나 울릉도 같은 남쪽 섬에서 많이 자라난다. 9~10월에 채취하여 말린 잎을 손으로 비빈 것으로 쓴맛이 나며 기운은 차다.

(1) 차 만드는 법
① 건조가 잘 된 덩굴 차에 차 한 잔 만들 양을 뜨거운 물에 우려내서 마신다.

(2) 효능
① 부종, 몸의 독성해독, 기침을 멎게 하며 가래를 제거해 준다.
② 만성 기관지염에 좋은 차다.

19) 음양곽 차

음양곽은 삼지구엽이라 하여 세 가지에 9개의 잎이 나 있으므로 희귀한 약재이다. 가을에 잎만 채취하여 그늘에 말려 쓰게 되는 것으로 매운 맛과 쓴 맛이 있으며 더운 기운이 있다.

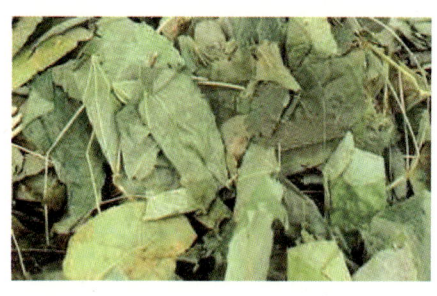
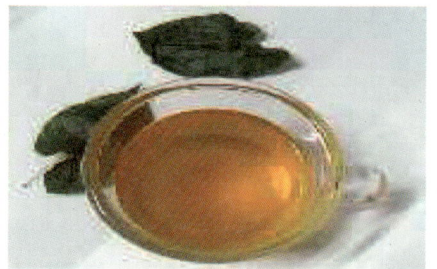

(1) 차 만드는 법
① 물 2L에 음양곽 30g과 계피 5g을 주머니에 넣고 15분정도 끓인 후에 주머니를 건져 낸다.

(2) 효능
① 이카린, 에피딘, 지방유 중의 지방산 등외에 많은 성분이 함유
② 감각신경 자극, 성욕흥분, 말초신경 확장, 소변배출 원활, 항균 작용, 성기 불능과 권태증 등 치료
③ 소변 저림, 근육경련, 반신불수, 허리와 무릎의 무력함과 마비 및 통증, 사지불신에 좋은 효과가 있다.
④ 불임, 냉한 자궁, 고혈압, 당뇨병에 좋다.
▶ 정력을 왕성하게 만들어 주는 힘이 강하므로 정력이 왕성해지면 차를 중단하여야 한다. 중단하지 않으면 정력을 감당하지 못하여 불행을 초래하기 때문이다.

20) 두충차

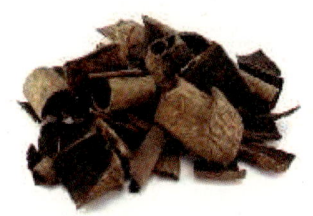
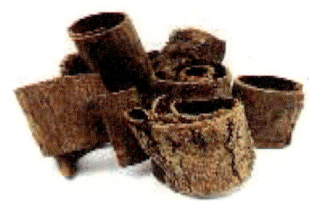
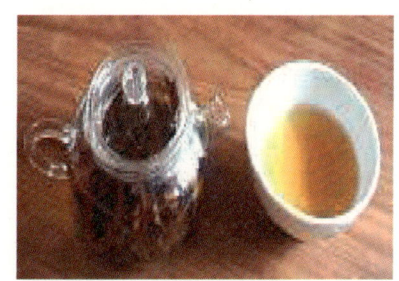

두충나무 껍질을 쓰는 것인데 4월에서 6월 중순 사이에 껍질을 벗겨서 햇빛에 말려 쓰게 되며, 두충에 있는 실 같은 섬유질을 제거하고 얇게 썰어서 술로 촉촉이 적시어 프라이팬에 넣고서 실 같은 것이 없어질 때까지 볶아서 쓴다. 약간 달면서 매운맛이 있고

기운은 덥다.

(1) 차 만드는 법
① 물 2L에 두충 40g과 계피 7g을 넣고서 15분정도 끓인다.

(2) 효능
① 상피질 22.5%, 수지 7%, 회분 2.5% 등외에 다량의 성분 함유
② 남성 정력에 탁월한 효능
③ 소변을 잘 나오게 하고 간장과 신장을 보하여 주며 근육과 뼈를 강하고 튼튼하게 만들어 준다.
④ 허리가 시큰시큰한 것을 없애주고 발과 무릎을 강하게 만들며 하초에 생기는 습을 제거해 준다.
⑤ 혈압하강, 여성 자궁출혈에 효과

21) 황정 차(둥굴레)

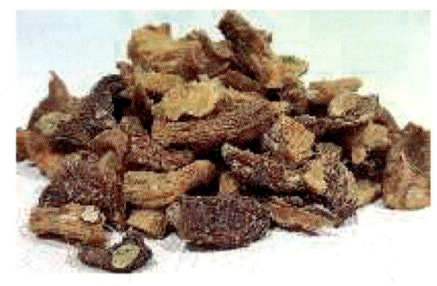 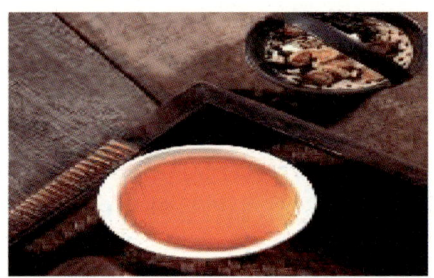

가을에 채취하는데 뿌리를 쓴다. 뿌리에 붙은 잔털을 제거하고 깨끗이 물에 씻어서 시루에 쪄서 사용하며 단맛이 있고 약성은 차지도 덥지도 않은 중간이다.

(1) 차 만드는 법
① 물 2L에 황정 40g을 넣고 15분정도 끓인다.

(2) 효능
① 당분, 회분 등 다량의 성분 함유
② 혈압하강, 자양강장, 병후 기력이 허할 때, 통증에 효과

22) 결명자차

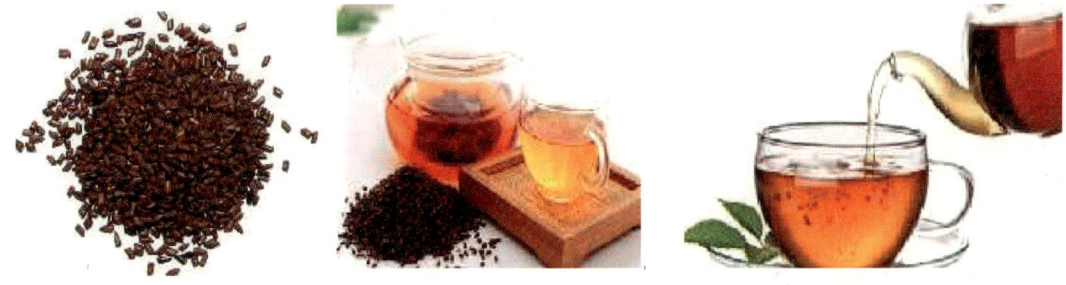

결명자의 성숙한 열매로 가을철에 씨앗만을 골라서 말려서 보관한 것으로 쓰면서 달콤한 맛이 나고 약성은 서늘하다.

(1) 차 만드는 법
① 결명자를 깨끗이 씻어서 프라이팬에 거므스레 하게 되도록 볶아서 물 2L에 티스푼으로 두 스푼의 결명자를 넣어서 끓인다.

(2) 효능
① 에모딘, 포도당, 배당체 등 다량의 성분 함유
② 간을 맑게 해주고, 눈은 밝게 해주며, 특히 풍열로 인하여 눈이 충혈 되고 밤눈이 어두워 고생하는 사람에게 좋은 차이다.
③ 고혈압, 간경화, 습관성 변비, 소화기능 개선과 소변을 잘 나오게 하는 효능 있다

23) 구기자차

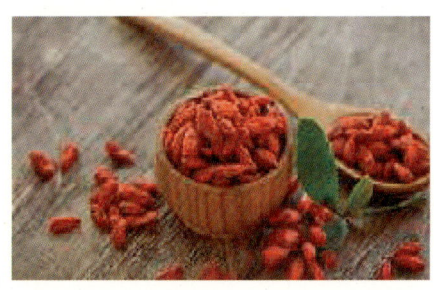 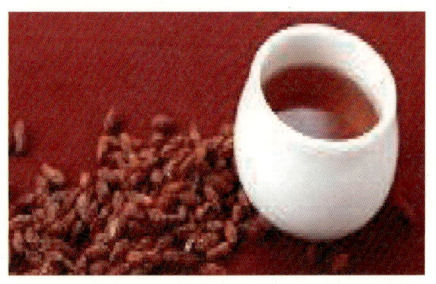

구기자나무의 열매로 가을에 빨갛게 익은 것을 채취하여 음지에서 바짝 말린 것으로 달콤하며 약간 쓴 맛이 있고 기운은 덥지도 차지도 않고 서늘한 기운이 있다.

XII. 한방의 종류와 효능 및 한방차를 이용한 시너지 관리요법

(1) 차 만드는 법

① 구기자는 볶아서 사용하며, 물 2L에 구기자 40g을 넣고 10분정도 끓인다.

(2) 효능

① 비타민B1, B2, C 성분 함유
② 혈당과 콜레스테롤 저하, 간 지방분해→ 간세포 재생, 혈액원활
③ 눈이 맑아지고 빈혈, 무릎이 약한 것과 시큰시큰한 것을 없애준다.
④ 기력보강, 정력 강화

> 주의 : 비위가 허약하여 설사를 하는 사람은 비위가 건강해지게 치료를 한 후에 구기자 차를 마셔야 한다. 그렇지 않으면 소화가 안 되고 설사가 심해진다.
> ▶ 본초학에 남자가 멀리 혼자서 여행을 할 때는 구기자차를 마시지 말라는 기록이 있다. 이는 구기자차가 그만큼 정력에 좋다는 것을 말한 것이다.

24) 갈화 차(칡꽃)

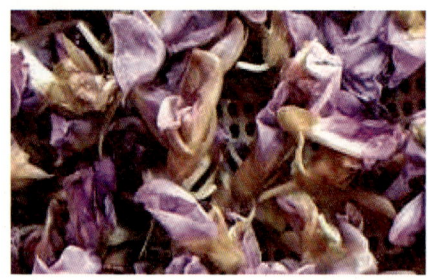 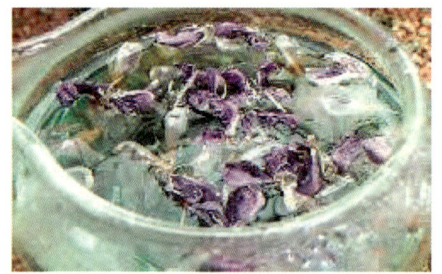

칡의 꽃이며 8월 상순 무렵 꽃이 만발하기 전에 채취하여 햇빛에 말린 것으로 달콤하고 약성은 덥지도 차지도 아니하고 서늘하다.

(1) 차 만드는 법

① 칡꽃만 가지고 차를 만들면 차 맛이 별로여서 차를 끓일 때 오미자 10개와 계피 5g, 갈화 100g과 같이 주머니에 담아서 물 2L에 넣어 15분 정도 끓인다.

(2) 효능

① 주독, 갈증, 구토, 식욕부진, 구역질, 입으로 피를 토하는 것, 장풍, 하열 등을 치료하는 명차이다.
② 알코올 분해효과 및 술로 인한 후유증에 좋다.

25) 회향 탕

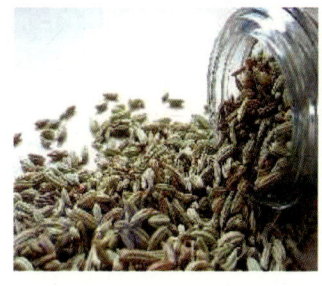 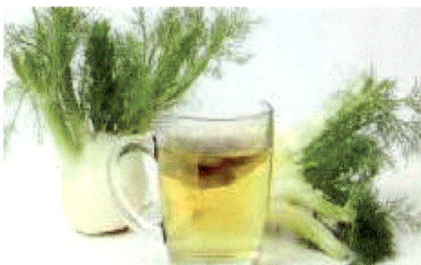 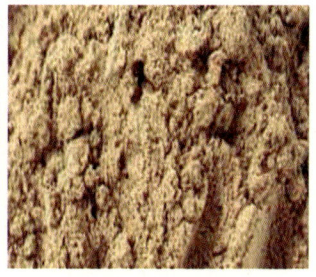

회향을 주재료로 생강과 단향을 첨가하여 물에 끓여 마시는 회향 탕은 여러가지 약리적 효과와 더불어 달콤하면서도 상큼한 맛으로 입안을 개운하게 해준다.

(1) 차 만드는 법
① 회향 40g, 단향 10g, 생강가루 10g, 물 12컵을 준비한다.
② 회향을 물에 깨끗이 씻어 마른거즈로 물기를 제거한다.
③ 회향을 기름기 없는 두꺼운 프라이팬에 볶아서 가루로 빻은 뒤, 채에 쳐서 고운 가루로 만든다.
④ 볶은 회향가루에 단향과 생강가루, 준비한 분량의 꿀을 넣고 섞는다.
⑤ 두꺼운 냄비에 담고 은근한 불로 달인 다음, 거즈로 걸러내어 뜨거울 때 마신다.

(2) 효능
① 구충제, 위통, 위 확장, 헛배 부른데, 복통, 이뇨, 체중감량 효과
▶ 방향성이 강해서 서양에서는 향신료로 많이 이용된다.

26) 황국 차

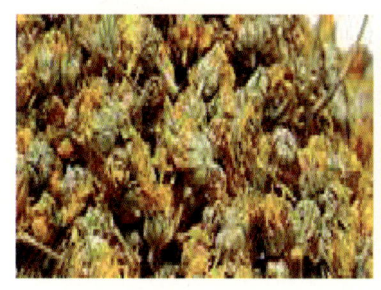 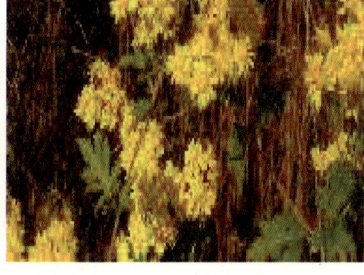 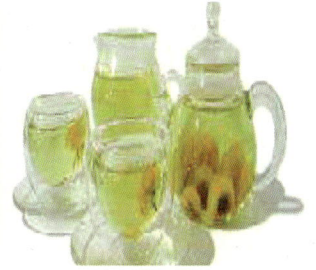

노란색 국화로 끓인 차를 말한다.

(1) 차 만드는 법
① 말린 국화 꽃잎 20장, 물 300ml를 준비한다.
② 국화 꽃잎만 훑어내어 소금을 약간 넣고 끓는 물에 살짝 데친다.
③ 채반으로 받친 다음 찬물로 헹구고 물기를 뺀다.
④ 그늘에 말려 방습제를 넣은 통에 보관한다.

(2) 효능
① 쿠산테논과 같은 정유와 아데닌, 프린, 베타인, 황색 색소인 크라사세민 등의 성분 함유 → 해열, 해독, 감기로 인한 두통, 현기증, 이명, 눈 충혈, 종기 등을 해소한다.
② 곽란, 복통 등에 효과
주의 : 어느 국화든 사용할 수 있으나 농약이 묻어 있을 수 있으므로 가능하면 식용국화를 사용하도록 한다.

(3) 마시는 법
① 말린 국화 꽃잎을 찻잔에 담는다.
② 끓는 물을 붓고 1~2분 지나면 마신다.
③ 꿀이나 설탕을 조금 타면 맛이 더욱 좋으며 수시로 마시도록 한다.

27) 홍차(紅茶)

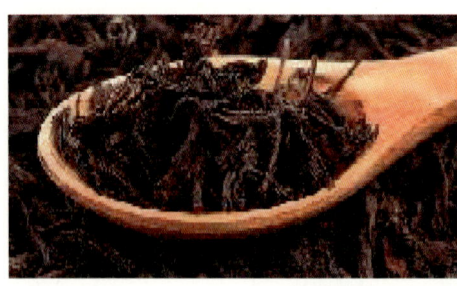 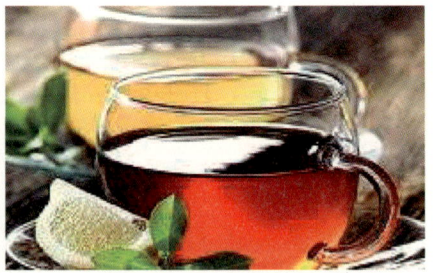

다이어트, 당뇨병, 이뇨작용에 좋다.

(1) 홍차의 성분과 효능

홍차의 생 엽은 75~80%의 수분과 20~25%의 고형물로 구성되어 있다. 이 생엽을 95% 발효시키고 열처리하여 가공한 것이 바로 홍차이다. 홍차 잎 속에는 카페인, 단백질, 지방질, 당질, 섬유소, 회분, 비타민A, B1, C, 니코틴산, 무기질 등의 성분을 함유하고 있다. 또한 홍차의 카페인은 이뇨작용을 촉진시켜 신진대사를 활발하게 하고 혈액 속의 지방을 제거해주는 역할을 한다. 그리고 과당은 당뇨병에 효과가 있어 일본에서는 차의 과당을 이용하여 당뇨병을 치료하는데 특허를 내기도 하였다. 이외에도 차에 들어있는 여러 가지 성분들은 지방의 대사 작용을 촉진시켜 과산화지질로 되는 것을 방지하기 때문에 피부노화 방지와 숙취를 막아 주는 효능이 있다.

28) 쑥차

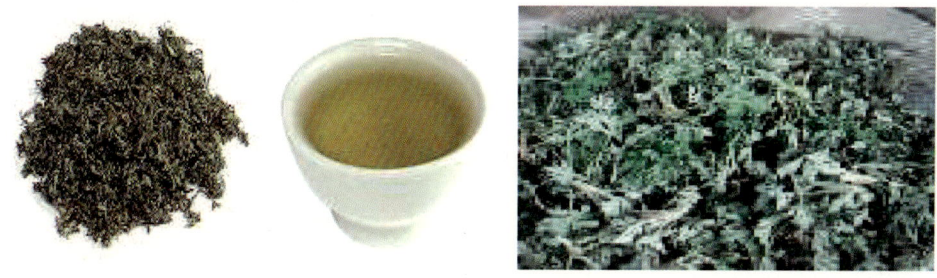

쑥은 주변에서 흔하게 접할 수 있으며 봄철을 대표하는 건강식품이기도 하다.

(1) 쑥차의 성분과 효능

쑥차의 주요성분은 탄닌과 치네올 성분을 함유하고 있다.

쑥차의 효능으로는 생리통 등 부인과질환 개선과 혈관질환예방, 심신안정 및 불면증 해소, 면역력 강화 및 항암효과, 위장병 및 소화기능 개선, 간 기능 개선 및 숙취해소, 노화방지 및 항산화작용 등의 효과가 있다. 특히 탄닌 성분으로 인하여 노화를 촉진시켜주는 과산화지질 생성을 억제하는 역할을 하며, 치네올 성분은 우리 몸의 신진대사와 혈액순환을 원활하게 해 주어서 면역력을 강화시켜주고 암세포의 증식을 억제하는 항암효과도 뛰어나다.

인도 아유르베다
&
동의아유르베다
INDIAN AYURVEDA & DONGUIAYURVEDA

XII. 힐링과 명상요가

1. 힐링과 명상
2. 요가의 정의와 장단점 및 효능

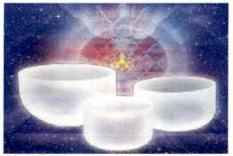

1. 힐링과 명상

1) 힐링

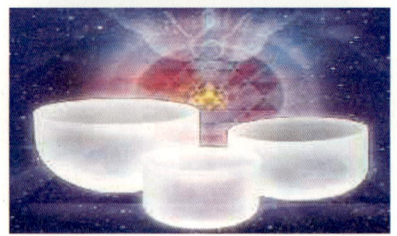

힐링에서 '힐'은 영어로 'heal'이라고 표기하며 뜻은 '치료하다, 낫다, 치유되다'로 해석된다. 힐링(healing)은 'heal'에 'ing'를 붙여서 명사화 한 단어로서 '몸과 마음의 치유'라는 의미로 사용되고 있다. 따라서 힐링은 몸과 마음의 안정을 위해 치유가 필요할 때 "힐링이 필요하다"하고 사용할 수 있는 외래어다.

→ 힐링의 예를 들어보면,
① 어디론가 멀리 훌쩍 여행가기
② 하루 휴가를 내어 좋아하는 것 하기(음악, 등산, 친구만나기 등등)
③ 자신이 좋아하는 음식 만들기 혹은 맛 집 탐방 등
④ 산책이나 재미있는 영화, 연극 관람하기

2) 명상

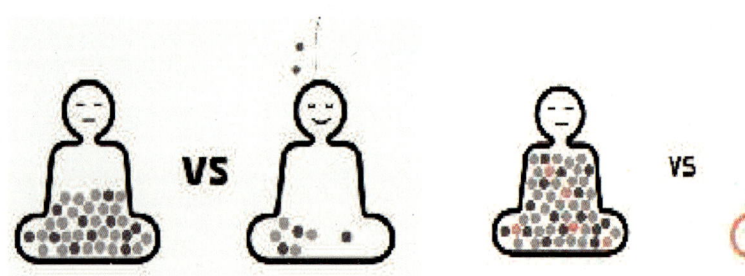

참고가라앉히기   마음빼기   가라앉히기(일시적인다스림)   비우기(완전한다스림)

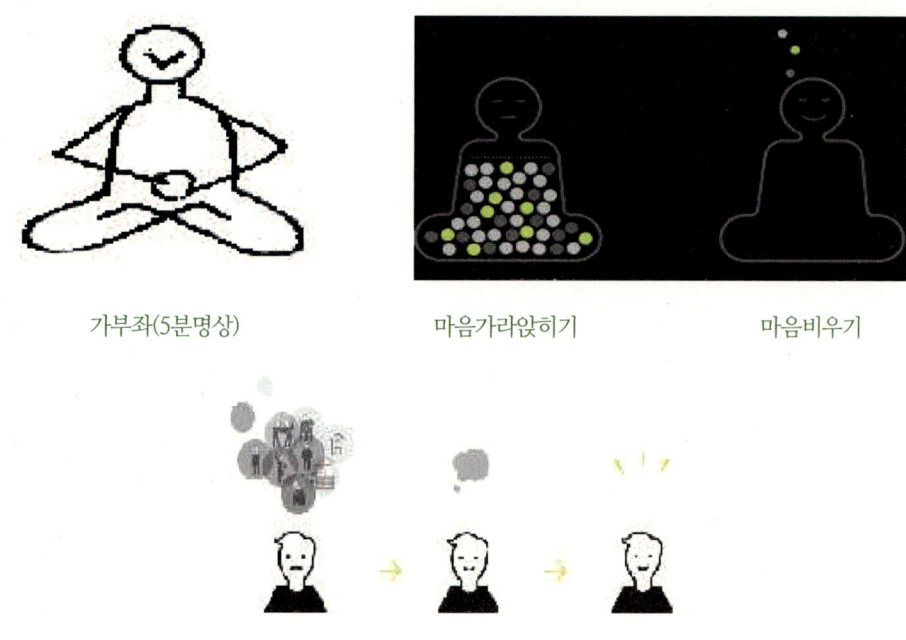

가부좌(5분명상)　　　　마음가라앉히기　　　　마음비우기

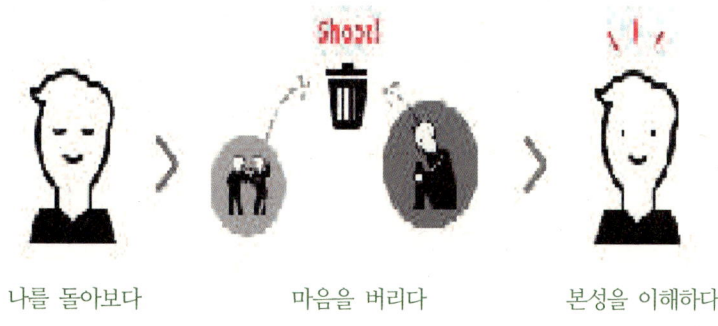

힘들고 지친마음을 빼기하면 밝고 환한 마음이 됩니다

나를 돌아보다　　　　마음을 버리다　　　　본성을 이해하다

(1) 명상의 개념

명상의 한자어원은 '눈을 감고 조용히 생각 한다'는 뜻이며, 명상(meditation)의 라틴어 원인 meditari 역시 '곰곰이 생각 한다'라는 의미로 동서양 모두 '고요한 상태에서 깊게 생각 한다'는 유사한 어원을 가지고 있음을 알 수 있다.

최초의 명상은 다양한 종교의 수도법으로부터 시작되었으며, 정신의학과 심리학에 많이 활용되는 명상은 불교에서 기원한 수행법으로 1950년대 이후 서양에서 대중화되기 시작했다. 기존의 불교명상에서 종교적 색채를 배제한 명상프로그램을 통해 스트레스와 만성통증에 효과를 입증 하였고 현재까지 다양하게 활용되어 오고 있다.

정신의학에서의 명상이란 고요한 상태에서 호흡과 통증 같은 특정 대상에 대한 집중과 관찰훈련을 통해 불안, 우울, 불면 등 각종 정신적 증상의 경감을 꾀하는 방법으로 일종의 정서와 주의력 조절훈련이라고 할 수 있다. 정리하면, 잃어버린 나를 찾아 떠나는 수행의 길이 명상이라고 한다. 즉, 내안에서 나를 살게 하는 그 근원을 확인하고자 하는 것이다. 스스로의 정신력에 의해 에고를 벗어나 신과 하나 되고, 자연과 하나 되고, 우주와 하나 되는 초월의 경험이 곧 명상이다.

(2) 명상의 종류

명상은 크게 집중명상과 알아차림 명상으로 나누어진다.

집중명상은 사마타(samatha)명상이라고도 하며, 눈앞의 점이나 정사물 등 변화하지 않는 하나의 대상에 집중하는 훈련으로 어떤 대상에 집중하느냐에 따라 수천가지 종류가 있을 수 있다.

알아차림 명상은 위빠사나(Vipassana)명상이라고도 하며 호흡, 감각, 통증 등 변화하는 대상에 집중하고, 집중이 흐트러지면 이를 알아차리고 다시 원래의 대상으로 집중을 하게 되는 식으로 연습한다.

(3) 명상의 치료효과

정신과 치료 현장에서 많이 쓰이는 명상은 마음챙김 기반 스트레스 감소(Mindfulness based stress reduction, MBSR), 마음챙김 기반 인지치료(Mindfulness based cognitive therapy, MBCT), 변증법적 행동치료(Dialectical behavioral therapy, DBT), 수용전념치료(Acceptance commitment therapy, ACT) 등 다양한 인지행동치료에서 핵심적인 치료요소로 활용되고 있다.

최근에는 많은 연구들을 통해 명상에 기반 한 치료들의 우울장애, 불안장애, 스트레스, 만성통증, 물질중독 등 다양한 문제에 대한 치료적 효과가 입증 되고 있다. 또한 자율신경계, 뇌파, 뇌 영상검사 등을 통해 명상이 실제 우리 뇌에 변화를 일으켜 치료적 효과를 나타낸다는 것을 밝혀내는 연구들도 활발하게 진행되고 있다.

명상은 몸이 이완되고 스트레스가 줄어들며, 알파파에 영향을 미치고, 감정과 관련된 뇌의 여러 부위의 활성도와 연결성을 변화시킨다는 사실이 입증되고 있다.

심리적으로는, 명상의 치료적 효과에 대해 현재의 자신에 대한 옳고 그름을 판단하지 않고 지금 이순간의 자신을 있는 그대로 경험 혹은 관찰을 함으로써 생각과 감정에 압도

되기보다 한걸음 물러나서 스스로의 마음에 대하여 관찰자가 되는 것, 그로인해 습관적으로 반복했던 부정적인 생각에서 벗어나고 고통을 덜 겪게 되는 것이라고 한다.

명상이 만병통치약은 아니다. 오히려 약물치료를 비롯한 다른 치료들이 더 중요할 수도 있지만, 꾸준한 명상은 자신을 이해하고 고통을 줄이는데 도움이 되는 마음의 영양제가 되는 것은 사실이다.

3) 명상을 통해서 자아인식하기

(1) 박수 신나게 치기
① 손과 손 사이의 에너지 느껴보기
② 양 손 엄지와 새끼손가락 교대로 폈다 오므렸다 해보기
   → 체성감각
   → 운동감각
③ 손을 많이 움직이면→ 치매예방
④ 박수 치면서 짜릿짜릿한 느낌→ 氣(에너지)
⑤ 氣에너지→ 전기에너지, 자기에너지
   • 전기에너지: 짜릿짜릿하게 느낀 에너지이며 치유효과 뛰어남
   • 자기에너지: 밀고 당기는 에너지로 영적인 개발에 도움이 됨

(2) 관찰자 효과
① 자기 중지 손가락 길이 재어보기
   → 자신의 생각이 자신의 에너지를 변화시킨다.
② 생각하는 사람이 보는 대로 원하는 대로 우리의 물질은 변하게 되는 것이다.
③ 양자물리학자 물질의 최소단위를 미립자라고 한다. 미립자는 관찰자가 빛을 '점'이다 라고하면 '점'으로 표현되고 '파동'이다 하면 '파동'으로 변화하게 된다.
④ 명상은 주위 집중하는 것이다.
   주위집중→ 몰입→ 이완→ 뇌파다운
⑤ 무의식과 의식의 경계 막이 틀어지면서 자신이 생각하는 것들이 그대로 무의식 속에 들어가서 자기 암시가 잘 이루어지게 되는 것이다.
   집중밀도→ 집중하면 밀도 높아지는 것
   *오감자극명상: 뇌를 속이는 명상/ 뇌는 조건적으로 반사한다.

(3) 통찰명상

통찰명상을 통해서는 내가 어떠한 잘못된 사고를 하고 있고 잘못된 감정 또는 슬픈 감정 뒤에 숨어있는 욕망을 보는 것들을 배우게 된다.

① 개입과 관조

　개입→ 명상을 하면서 푹 빠지는 것

　관조→ 저건 산이네, 바다네....라고 표현하는 것

② 명상을 하면서 좋은 것은 개입을 해서 최대한 느끼고 나쁜 것은 관조를 해서 축소시키는 것이 중요하다.

③ 나를 바라보는 나의 자리 즉, 관찰자 자리에서 보아야 한다.
- 자아동조성→ 나의 생각과 감정이 나라고 생각하는 것
- 자아이질성→ 나의 생각과 감정에서 벗어나는 것

④ 명상에서는 자아를 분리해야 한다.

⑤ 관찰자는 뒤, 앞, 옆에 있을 수도 있다.

⑥ 나를 바라보는 나를 만드는 것이다.

⑦ 말에도 기운이 있다.

⑧ 명상이 깊어지면 관찰자 자리가 내 몸 속으로 들어오게 되며, 온몸과 우주로 확장되는 순간을 느끼게 되는데 이러한 순간을 '무아일체 체험(절정 체험)'이라고 한다.

⑨ 황홀하게 만드는 호르몬들이 뇌에서 나와서 명상의 황홀경에 빠지게 되는 것으로 이것은 명상중독이며 경계해야 할 일이다.

> *러너즈하이: 마라톤 하는 사람들이 죽을 것 같은 고통을 느끼다가 어느 순간 몸이 가벼워지는 것을 느끼게 되는 것과 같은 것을 말한다.
>
> *엔도르핀: 강한 진통소염작용을 가지고 있다.
>
> *뇌에는 거울뉴런이 있다.
> - 거울뉴런→ 보이는 대로 들리는 대로 따라 가는 것
> 　　　　　오감 자극 명상법 / 메시지 힐링

■ **악순환 되는 뇌의 거짓말**

```
뇌의 거짓말         불편한 신체적        습관화된
생각, 충동, 욕망  →   정신적 느낌    →   유해한 행동
       ↑                                    ↓
            ←고통의 일시적 경감
```

- ▶ 판단과 관찰 : 판단→ 아름다운 산
  　　　　　　　관찰→ 산은 산이다, 물은 물이다.
- ▶ 명상은 왜 그렇게 생각하는지 논리적으로 바라보고 표현하는 연습을 해야 한다.
- ▶ 공명(동기감응)
  → 외부정보의식은 무의식 속 잠재의식에서 책 읽거나 대화할 때 내 몸속에서 무엇이(감정)있으면 바라보아야 한다. 화를 내고 있는지 등을 알아 보아야 하는데 그 힘이 마음이다.
- ▶ 마음과 두뇌 : 마음→ 능동적으로 주위를 집중시키는 힘
  　　　　　　　두뇌→ 입력된 정보에 따라 자동화된 출력 시스템
  　　ex) 화가 난다 → stop → 바라본다
  　　　　슬프다 → stop → 바라본다
- ▶ 통찰: ●자기감정 바라봐야 하고 솔직해져야 한다.
  　　　　●명상하면 자기감정을 보고 자기연민 싹 트고 의식 확장되어 다른 사람을 이해하게 되며 마음이 넓어지게 된다.
  　　　　●순간순간 나의 느낌에 집중한다(내 몸 상태)
  　　　　●깨어 있기, 알아차리기→ 바꿀 수 있다.

(4) 호흡명상

　허리를 세우고 편안한 자세로 앉아서 눈을 감고 들숨과 날숨에 집중한다.
　흐트러져 있는 생각이나 감정, 감각이 느껴지면 이를 판단하거나 억누르지 말고 '아.. 이런 생각이 드는 구나' 하고 있는 그대로 받아들인 뒤 호흡에 집중한다. 처음에는 짧은 시간으로 호흡을 시작하여 익숙해지면 조금씩 시간을 늘려가도록 한다.

① 몸을 바꾸는 치유명상
　　　단어의 에너지→ 희망(에너지가 위로 뜨게 되고)
　　　　　　　　　→ 편안함(에너지가 가라앉고)
② 명상을 할 때 그냥 하는 것보다 좋은 단어들을 생각하면서 하면 도움이 된다.
③ 자기 이미지, 향기, 색깔로 치료와 힐링을 해 나가는 것이다.
　→ 생각이 바뀌면 행동이 바뀌고, 행동이 바뀌면 습관이 바뀌고, 습관이 바뀌면 인격이 바뀌고, 인격이 바뀌면 운명이 바뀐다.
　→ 마음이 바뀌면 운명이 바뀐다.
　　마음이 주인이 되는 명상을 통하여 주인공이 되자

(5) 걷기명상

편안한 자세로 서서 약간 앞을 보며 평소 걷는 대로 걷는다. 이때, 오른발과 왼발을 속으로 생각하면서 발바닥에 집중한다. 명상 중에 한 생각이 들게 되면, 호흡명상과 마찬가지로 그 상황 자체를 알아차리고 다시 발바닥에 집중한다.

걷기명상에 익숙해지면 걷는 과정을 좀 더 자세히 나누고 의도와 행위를 구분하여 각 단계에 집중하도록 한다.

2. 요가의 정의와 장단점 및 효능

1) 요가란?

요가는 명상과 호흡, 스트레칭 등이 결합된 복합적인 심신수련 방법이다. 요가는 고대 인도에서 시작 하였으며, 그 정의는 파탄잘리 요가수트라에 '마음작용을 조절하여 다스리는 것이다'

요가의 기본은 호흡을 통해 마음의 평안을 찾고, 동작을 통해 자신의 신체를 느끼고 집중하여 마음을 진정 시키는 것이다. 요가는 마음, 몸, 정신의 융화와 경험의 방법론이고 정신적인 도구 상자이자 육체적인 건강과 안녕에 도달하기 위한 운동이다.

우리나라에 요가가 도입된 시기는 1세기경 중국의 후한에 불교가 전해지고 372년 후한에서 고구려에 불교가 전파되면서 요가가 같이 소개 되었다. 이어 384년 중국의 동진에서 백제로, 528년 고구려에서 신라로 불교가 전해지면서 삼국에 확산 되었다.

요가의 종류에는 만트라 요가, 카르마 요가, 박티 요가, 즈나나 요가, 하타요가, 라자 요가 등 여러 가지가 있다.

2) 요가의 장점과 단점

(1) 요가의 장점
① 몸의 균형을 바로 잡아주고 유연성을 향상시킨다.
② 기혈순환을 원활하게 하여 노화방지 및 미용에 효과적이다.
③ 호흡법을 통해 심신의 평안을 되찾을 수 있다.
④ 집중력과 기억력이 증대되고 스트레스 해소에 많은 도움 준다.
⑤ 체내 독소와 노폐물을 배출시켜 내장기관을 튼튼하게 한다.
⑥ 평소 잘 쓰지 않는 근육들을 사용하여 다이어트에 효과적이다.
⑦ 자신의 통제력과 감정조절 기능을 향상시켜 준다.

(2) 요가의 단점
① 요가는 꾸준히 오래 해야 큰 효과를 얻을 수 있다.
② 성급하게 욕심내어 무리 할 경우 효과는 못보고 오히려 관절과 인대에 큰 손상을 입을 수 있다.

(3) 요가 효능
① 유연성
② 근육 량 증가
③ 밸런스 향상
④ 관절 건강 지원
⑤ 허리통증 완화
⑥ 호흡법
⑦ 명상
⑧ 스트레스 감소
⑨ 자신감 증가

◀ 참고문헌 ▶

정경대. 오행건강약차 108선. 이너북

이청리. 꽃차. 이룸신서

MAYA TIWARI.

AYURVEDA A LIFE OF BALANCE.

MOTILAL BANARSIDASS PUBLISHERS PRIVATE LIMITED•DELHI.

DR ROBERT E. SVOBODA.

AYURVEDA for Women.

Nea Age Books

Vaidya Rajesh Kotecha Prof, Mita Kotecha.

A BEGINNER'S GUIDE TO AYURVEDA.

CHAKRAPANI PUBLICATIONS JAIPUR.

MAYA TIWARI.

Secrets of Healing.

MOTILAL BANARSIDASS PUBLISHERS PRIVATE LIMITED•DELHI.

Dr. DAVID FRAWLEY, DR. SUBHASH RANADE.

AYURVEDA NATURE'S MEDICINE.

MOTILAL BANARSIDASS PUBLISHERS PRIVATE LIMITED•DELHI.

USHA LAD DR. VASANT LAD.

AYURVEDIC COOKING FOR SELF-HEALING.

MOTILAL BANARSIDASS PUBLISHERS PRIVATE LIMITED•DELHI.

BY DR. VASANT LAD.

AYURVEDA THE SCIENCE OF SELF-HEALING.

MOTILAL BANARSIDASS PUBLISHERS PRIVATE LIMITED•DELHI.

*저자 오은수

- 전) 오영숙스킨케어 경영
- 전) 오영숙피부미용학원 경영
- 전) Zen Spa 경영
- 전) DN Day Spa 경영
- 전) (사)대한미용사회 피부미용중앙회 이사 역임
- 전) 대한피부미용사회 중앙회 수석부회장 역임
- 전) 서라벌대학 피부관리학과 겸임교수 역임
- 전) 재능대학 미용예술학과 겸임교수 역임
- 전) 초당대학교 뷰티코디네이션학과 외래교수 역임

- 현) 정화예술대학교 피부미용관리학과 교수
- 현) 국가자격검정시험 일반(피부) 감독위원
- 현) 지방 및 전국기능경기대회(피부미용) 심사위원
- 현) 과정평가 자격 심사위원

저서) 기초피부관리학 · 스파테라피 · 미용인체생리학
Esthetic & Spa Consulting 창업에서 성공까지
딥티슈체어마사지 · 발반사건강요법(공저)
미용실무경영(공저) · 활용아로마테라피(공저)

인도 아유르베다 & 동의아유르베다

2019년 01월 21일 초판 1쇄 발행

엮은이 ‖ 오은수
펴낸이 ‖ 엄승진
표지디자인 ‖ 디자이너 리
펴낸곳 ‖ 도서출판 지성인
주 소 ‖ 서울 영등포구 여의도동 11-11 한서빌딩 1209호
메 일 ‖ Jsin0227@naver.com
연락주실 곳 ‖ T) 02-761-5915   F) 02-6747-1612
ISBN ‖ 979-11-89766-02-3 13590

정가 25,000

잘못 만들어진 책은 본사나 구입하신 곳에서 교환하여 드립니다.
이 책은 저작권법에 의해 보호를 받는 도서이오니 일부 또는 전부의 무단 복제를 금합니다.

「이 도서의 국립중앙도서관 출판예정도서목록(CIP)은 서지정보유통지원시스템
홈페이지(http://seoji.nl.go.kr)와 국가자료공동목록시스템(http://www.nl.go.kr/kolisnet)에서
이용하실 수 있습니다.(CIP제어번호: CIP2019000782)」